健康長寿時代の新しい鍵

慢性炎症　水素　テロメア

細胞呼吸　オートファジー

医療法人 健身会　理事長
大袋医院　駅ビル医院「せんげん台」
南越谷健身会クリニック
医学博士　周東 寛 著

はじめに

近年、老化は、老化を招く老化細胞によるものが大きいということが分かってきました。老化細胞が老化させるのならば、その老化細胞を除去すればいいということになります。

その老化細胞の除去には、自分だけで行う自然治癒と、医療機関と連携して行うものの二通りがありますが、ここでは自分だけで行う老化防止、老化対策について述べます。

暦年齢は平等に年々増えていきます。しかし、精神年齢、肉体年齢は本人の努力しだいで、増える速度を緩やかにすることも、止まったようにすることもできます。若返えることも夢ではありません。

本書は、『あなたも〔健康&長寿〕「老いなき世界」へ』に続く究極の抗老化シリーズ02です。

私はこれまで、ずいぶん多くの著書を世に問うてきましたが、それらの著書を一口で言うと、「このようにすれば健康長寿できる」ということでした。

そこで、『あなたも〔健康&長寿〕「老いなき世界」へ』においては、私のこれまでの著書を整理しなおすということも、合わせて行いました。そのことにより、私の著書の全貌がわかりやすくなったというお声を、「健康長寿」を心がけておられる方々からいただくことができました。

続く第2弾である本書では、ミトコンドリアがエネルギーをつくるプロセスである細胞呼吸、細胞分裂の要のテロメア、細胞を作り直すことにもなるオートファジーなど、新しいものも取り入れて、「健康長寿」をリニューアルしました。きっとお楽しみいただけると思います。

「健康祭り」は、外科医で元理事長でもあった、私の父親・周東茂を励ますためもあって始め、今年で23回となります。

大正6年生まれの父が、いまでも宙《そら》からエールを送ってくれているという気持ちで頑張ります。

みなさまの「健康長寿」をこころよりお祈り申し上げます。

令和5年12月1日
第23回健康まつりを目指して

周東　寛

目次

第2章　「慢性炎症」と「細胞の老化」は相互作用

第5章　健康長寿（抗老化）時代の扉を開く新しい鍵
テロメア　細胞呼吸　毛細血管　自律神経　ホルモンバランス

第1章

最近、新たに気付いたこと

「こよみ年齢」は、自然に重ねていくことになりますが、「肉体年齢」および「精神年齢」は、本人の努力で若返っていける時代です。

さあ〜一緒に努力して、体と心を若返らせましょう。

病気にならないようにコントロールしさえすれば、必ず「健康で自立した」高齢者になれます。

「老ける」をストップ

内外のセカンドメッセージャーを上手にコントロール

細胞レベルで考えて医療をし、一人ひとりの健康について考えると、細胞内の核・ミトコンドリア・細胞質の健康的な連携プレーが絶対に必要です。

細胞内の世界は、ミトコンドリアはもともと細胞であったので、細胞の中での働きの中心になっています。細胞は、本来は核中心と思われていますが、実際にはミトコンドリアに気を遣って、ご機嫌を取っているように見えます。ミトコンドリアと核を取りまとめているのが細胞質です。

セカンドメッセージャーには、ミトコンドリアで作られたものと、細胞の外から取り入れたものとがあります。それらをうまく使って細胞の営みを維持しているのです。

ですから、これらのセカンドメッセージャーをコントロールすることで、ほとんどすべての生物が、健康を維持していると言っても過言ではありません。

朝起きたとき、疲れが残っていると感じたとき、睡眠が浅くなったと感じたとき、老化が進行していないかと、心身をチェックしましょう。

老け顔になったとき、毛髪が変化したとき、急いで心身をチェックしましょう。

一番多い老化の原因は、

⬇体内時計や自律神経の乱れにより、毛細血管がダメージを受ける

⬇ホルモンや栄養素が、体の隅々にまで運ばれなくなる

老廃物の排出がスムーズに行われなくなる

体のメンテナンスをはじめとする、さまざまな機能に作用するホルモンそのものが、急速に減少していることもあります

⬇肌細胞の代謝が追いつかなくなり、古い角質が残る

⬇肌は外側にあるため、老化が如実に現れます

真皮組織を支える筋肉が、コラーゲン減少により栄養不足となる
血流の悪化が進む
髪を生みだす細胞が必要な栄養を受け取れなくなる
⬇シミ、皺、たるみ、くすみが増える
老け顔になる（一番の原因は血流の悪化）
白髪が増え、髪の量が減り、細くなり、しっかりしなくなる
老け顔と髪の老化は、連動して起こることが多い

老化を食い止め、若返るためには
⬇血流の悪化を食い止める
基礎代謝の低下を食い止め、高める
運動能力を向上させる
骨量を増やし、骨を強くする
⬇生活習慣を見直し、改善させる

食生活を改善する
適度な運動を行う

「自律神経」と「毛細血管」

毛細血管が収縮、心臓をはじめとする体の中心に血液が集められる。

夜、毛細血管がゆるく広がり、ホルモンをのせた血液が体の隅々にまで届けられ、全身のメンテナンスが行われる。

毛細血管は自律神経の指示により、伸びたり縮んだりしている。ホルモンは、自律神経とともに機能が正常に働くようにサポートしている。

免疫、エネルギー代謝、体《からだ》の発育、生殖機能の維持。これら生命活動に関わっている機能はさまざまに大活躍していて、アンチエイジングにも絶大な力を発揮する。

いまは老化ホルモンとも言えるのだが

インスリン……エネルギー代謝され、利用された結果、血糖値を下げる。餓死多数のときは頼りになる味方だったが、日本は今は飢餓が表立ってはない時代なので、多くのヒトが体脂肪の増加により、体の中で炎症を起こしている。さらにインスリンには、がん細胞の増殖作用、血管壁の平滑筋を肥厚させる作用、動脈硬化に加担する作用も持っている。

コルチゾール……炎症やアレルギーを抑える。体を覚醒させる。脂肪を燃焼させて、エネルギーをつくりだす。ストレスホルモンとも呼ばれ、睡眠不足や強いストレスによって過剰に分泌されると、血糖値上昇、免疫力低下、血圧上昇などを誘発する。若返りホルモンでもある男性ホルモン、女性ホルモンを浪費するので、老化を加速させてしまう。

老化の症状は改善しても、老化は進んでいく

だるくて元気がない
腰が痛い、肩が痛い
頭が痛い、足がだるい
しびれるなどの症状を感じる
これらの症状に対して、マッサージをしたり、電気治療したり、温浴したり、針治療したり……。
それらでも症状は緩和する。老化現象は軽減される。しかし、老化は日増しに、ゆっくりと進んでいく。

老化現象の促進物質として、特に活性酸素が知られているが、その他の疲労物質から発生する炎症性サイトカインも強く関わっている。
老化現象の結果と原因として知られているのは、

血管の老化
神経の老化
皮膚の萎縮
筋肉の萎縮
骨格の萎縮
骨粗しょう症

これらは、老化現象の結果としてよく知られている。

今は医学の進歩に伴い、治療も進化している。我慢したり、癒したりする日常の努力も良いが、進歩した医療を自分自身に行うことも重要である。

現在の薬物は、細胞の若返り現象を与える。生理的に細胞の栄養となるような治療ができる。

今の医学の進歩の恩恵を受けることによって、自分自身の老化現象を今からでも止めること、遅らせることが大切である。

さらに、若返らせることは、より重要である。少しでも若返れば、相乗効果でＡＤ

Lが増えてくる。今まで億劫だった運動、食事、健康づくりなどを実行できる。若返り効果により、やれることが増えてくる。

バラ色になるとまでは言えないが、先が明るくなってくるのだ。

自分の健康にしっかりとご留意くださいませ。

起床後、約3時間、飲食しないほうがいいもの

胆嚢、膵臓、肝臓を守るためには、飲酒はよくない、大食い、早食いはよくない、揚げ物はよくないと、私は言っています。揚げられたものは、「酸化された油脂」であるわけですから、食べないほうがいいのです。

膵臓、胆嚢の働きに合わせた食事の方法も考えています。膵臓、胆嚢、肝臓は、ともに自律神経にコントロールされています。寝起きは、自律神経の働きが悪いので、3時間ほどは、ぼーっとしています。

したがって、オリーブのドレッシングは良くありません。起きてから3時間ほど

経ってからだと使用してもよいでしょう。

起きて3時間経っていなければ、牛乳（の脂肪）も、バターも、卵の黄身も食べないほうがいいと主張し、指導しています。

起床後、約3時間、特に動物の油には気をつけましょう。

起床直後に最も重要なのは、つばを飲み込まずに、うがいをして捨てることです。その後に180ccほどの白湯《さゆ》を飲みましょう。胃腸の健康のために。肝臓、膵臓の健康にも役立ちます。

cAMP（サイクリックAMP）が多くなれば健康になれる

血管は、叩いたり、摩《さす》ったり、揉んだり、指圧したりして、cAMPとcGMPを発生させる。

循環血管系の臓器の健康は、肺臓、心臓、腎臓、網膜、脳血管、大動脈壁など、栄養血管が多いところを中心に骨・筋肉・脂肪組織への刺激、支持組織への刺激によって産出されるホルモンが近年発見されました。それらが生態の健康に大きく関与している。

一方、筋肉、膵臓、肝臓（胆嚢も含むこと）などは、ミトコンドリアからのｃＡＭＰが多くなるようにトレーニングをして欲しい。潤滑作用のｃＡＭＰが多くなっていけば、健康になれます。

ちょっとした心がけ

朝はうがいしてから歯を磨き、水分を摂取しましょう。
朝食は、野菜、脂がないタンパク質を食べてから炭水化物を摂取しましょう。
私は、朝は炭水化物を食べません。
タンパク質を食べる前には、三分間ほど筋トレをしましょう。

心筋の細胞を力づけ、リラックスさせるBNP
血管の平滑筋を柔らかくさせるサイクリックGMP

アントニオ猪木さんの病気に効果が期待された薬

高脂質が血管壁に付着し、そこで炎症し、脂質が血管の内膜や中膜に潜り込めば、粥状動脈硬化になります。

高血糖は血管壁の内皮細胞を糖化させて炎症を起こし、炎症後に石灰化となります。

高血圧は血圧によって持続的に血管壁に強い圧力をかけ、同じように血管壁の内皮細胞や血管の平滑筋を炎症させたり、肥厚させたりし、血管の弾力性を減弱させます。

これらのこともリモデリングの1つであり、これをいかに防ぐかによって、合併症を減らし、病気を深刻にさせないようにできます。

心筋の細胞をリラックスさせるBNP、血管の平滑筋を柔らかくさせるNOサイクリックGMPがあります。その効果を示す薬の名前はエンレスト、ベリキューボです。両者の併用はとても効果があります。

これも細胞レベルの話であり、心筋細胞の中や血流の中のBNP、NOが増え、心筋や血管に良い作用をもたらします。

心筋細胞や冠動脈を健康にするための治療薬は、右記の2つが優れています。さらにミトコンドリアを増やすNAD+および強力抗酸化作用NAD+を保護してミトコンドリアを助ける還元型コエンザイムQ10、グルタチオン、イソアリインなどもとてもよいのです。保険薬では、プロサイリン、プレタール、エフィエントがとてもよいです。

実は私が好きだったプロレスラーのアントニオ猪木さんの心臓の病気である心アミロイドーシスの治療には、これらの薬が良く、さらにGLP－1がアミロイドペプチドを減らすこともわかっているので、選択薬の1つでもあったと思われます。それを処方するには糖尿病と診断されていなくてはならないのですが。

ＰＫＡ増幅経路はとても重要

肉体における各細胞でのホルモン産生、免疫産生においては、ミトコンドリアの良き働きが必要です。それを助けるｃＡＭＰを増やすためにはインクレチンが必要なのですが、そのインクレチンが不足すると非常に困ります。

ホルモン産生だけでなく、ホルモンの質を良くするうえでもＰＫ

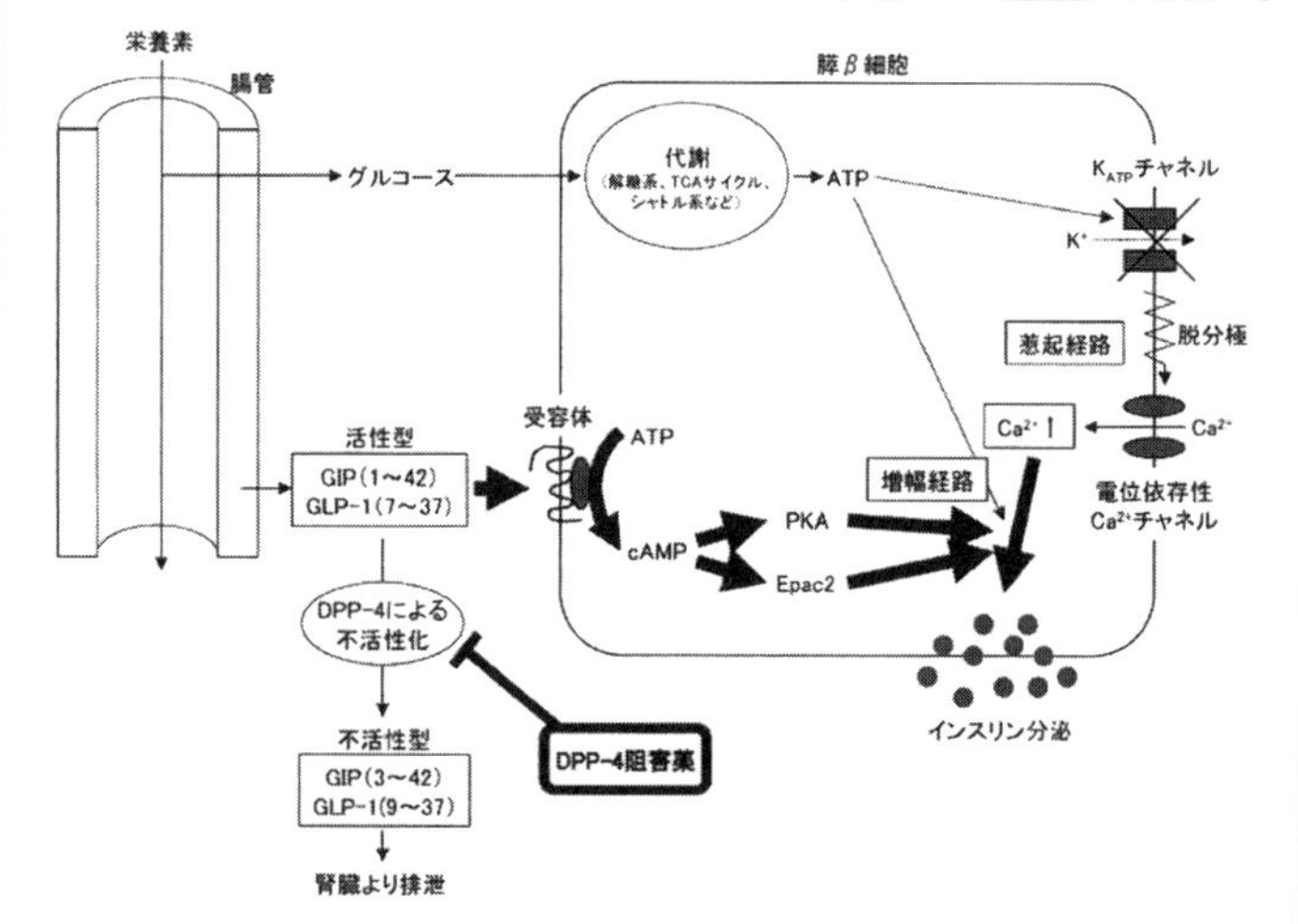

Fig.1　インクレチンのインスリン分泌促進作用とDPP-4阻害薬の作用機序：DPP-4阻害薬により増強される経路を太矢印で示した。

PKA増幅経路の場所を示す図

1. 血糖改善作用のメカニズム　西勇一、藤本新平　『糖尿病 56巻10号』(2013)

A増幅経路はとても重要です。

DPP4阻害剤及びGL－1作動薬は、ミトコンドリアを助けてくれるホルモンです。インクレチンがたくさんあって、レセプターを通じて細胞に入り、アデニル酸シクラーゼを活性化させ、ATPをcAMPに変換させてくれるからです。

そうしてcAMPが多くなれば、細胞の良き働きはますます高まります。これを私はcAMPの潤活作用と説明し、患者さんにわかりやすく理解してもらっています。

cAMPを増やすと心筋梗塞、脳梗塞、認知症を予防できるという学会論文多数

私は、cAMP（サイクリックAMP）は生体の潤滑作用を持つと提唱し、細胞外cAMPおよび細胞内cAMPを分類して解説してきました。

潤滑作用とは、全身の細胞の働き、その効果がなめらかになり、生体にとってプラス効果になるような働きを持つことです。

血栓を作らせないためにcAMPを増やす製剤は古くからありました。その薬を長

期に飲むことによって、心筋梗塞になりにくくなり、脳梗塞にもならず、認知症まで予防されるという学会論文がたくさんあります。

ｃＡＭＰはプレスタールのように血管内で多く作られるほかに、生活習慣の中でも多く作られます。そのような習慣を、私は「健康生活」と称しています。

若返りに効く睡眠
若返りに効く食事
若返りに効く運動
若返りに効くメンタル

老けないからだを支える機能・器官
今日からできる「若返り習慣」

早期発見、早期治癒はとても重要である

細胞が傷んでからでは治りが遅い

病気の初期は、まったく症状が現れないことがほとんど
症状がなくても検査を進めてみるべきです。早期発見、早期治療が重要だから。
実際に症状が現れたときには、病状は相当に進行している
病気を完治してから正しい健康生活を導入
健康長寿へ

症状に頼らずに

高度な健康検査で、早期発見、早期対応しましょう。

今の年齢において、今後はどう過ごしていくかははっきりとはわからない。しかし、自分を良くしていくことは大事です。今からでも遅くはない。努力してください。正しい選択が大切であることを悟ってください。

いまの苦痛なき進歩した医療の恩恵を受けましょう！
自分の健康にしっかりとご留意くださいませ♪

私の「糖化・塩化・油化・酒化」理論

糖、塩、油、酒を過剰摂取すると、細胞内の水分がゆっくりと抜けていく（脱水）ことの発見がはじまり

私が筋肉に注目するようになったのは、糖、塩、油（脂肪）、酒を過剰摂取すると、細胞内の水分がゆっくりと抜けていくという細胞脱水を発見し、その対策を考え始めたころからです。

糖、塩、油、酒の過剰摂取による細胞の悪化を、私は「佃煮化」「塩漬け化」「天ぷら化」「粕漬け化」と名づけ、警鐘を打ち鳴らしました。もう20年近くも前のことです。

そのことにより、糖尿病の患者さんずいぶん助かったようです。

その数年後に、身体が糖化することの害や糖化によるとされている物質ＡＧＥｓが、医学界で話題になりはじめました。

NHKの「ためしてガッテン」で、分かりやすくそれらのことが報道されました。

それを見た方から私に「先生が常日頃おっしゃっていることと、よく似ているのだけれど、あれは本当なのか」という趣旨の質問が相次ぎました。

私が日ごろ主張していることを含んではいますが、異なっているところもありました。

体が内側から蝕まれ、全身が朽ち衰えていく

人体に役立つ糖には、以下の8つがあります。
単糖類：ブドウ糖（グルコース）、果糖（フルクトース）
2糖類：麦芽糖（マルトース）、ショ糖（スクロース）、乳糖（ラクトース）など
多糖類：デンプン、グリコーゲン、セルロース
「ためしてガッテン」では、以上のような糖に関する一般的な説明があり、話題の

中心ＡＧＥｓについての説明となりました。なお老化促進物質ＡＧＥｓが溜まるのは、糖化がもたらす結果の一つです。

糖化というのは、単に糖でくるまれるとか、糖分が過剰になるというようなことではなく、糖を過剰摂取することにより、糖とたんぱく質が結びつき、ＡＧＥｓが溜まることだと「ためしてガッテン」では説明されていました。これを糖タンパクといいます。タンパクが糖化された現象です。

つまり、ここでいう糖化とは、過剰に摂取された糖とたんぱく質とが結びついて、老化促進物質・ＡＧＥｓが溜まるということです。

それに対して、私が言っているのは、糖化は、糖によって細胞がコーティングされたような状態、すなわち漬け物、ないしは佃煮のようになった状態（「漬物現象」「佃煮現象」）であるということです。

細胞が糖によってコーティングされたようになると（糖化すると）、老化促進物質・AGEsが溜まることも含めて、タンパクが糖によって糖化されたことで「佃煮（つくだに）」になり、ミイラのように腐らずに、ずっと無機能の物質として体内に残存して、異物となって、ゴミタンパクになるのです。そのこともあって、全身が朽ち衰えていく。体を構成する組織や血管がもろくなってしまう。それは体が内側から蝕まれるということであり、全身が朽ち衰えていくことだと、私は指摘しました。

糖化・塩化・油化・酒化の特効薬

人類はこれまで、細胞が糖化することを心配する必要はありませんでした。身体の細胞が糖化するほど、米、小麦、砂糖、果糖を食べることなど、できなかったからです。

飢餓に代わって飽食、食べ過ぎが人類にとって大問題になってきたいま、糖の害に気をつけることは、とても大切です。

糖を過剰摂取することにより、糖とたんぱく質が結びついた最終糖化AGEsができてしまいます。ＡＧＥｓこそが老化促進物質です。

糖の過剰摂取
⬇老化促進物質ＡＧＥｓが形成される
⬇ヒトの寿命が短くなる
　腎臓の近位尿細管から再吸収糖が増え活性酸素が戻る（これは私の自論です）

糖化・塩化・油化・酒化を運動で代謝させ「健康長寿」

糖、塩、油、酒も過剰摂取により、細胞内の水分はゆっくり抜けていって、ミイラ化します。そのゆっくりと水分が抜けていく現象を、私は「スローミイラ現象」と呼んでいます。

糖の摂取過剰……糖化……佃煮化
塩の摂取過剰……塩化……塩漬化
油の摂取過剰……油化……天ぷら化

酒の摂取過剰……酒化……奈良漬化

スローミイラ現象のなかに、さらに急性（早期）と慢性（進行性）があり、急性「スローミイラ現象」は、薬を飲むことによって早々に修復されます。

慢性の「スローミイラ現象」は、処方薬をのんでも1、2週間では改善しません。食習慣を改善し、適度な運動を日々実践する、いわゆる生活習慣を改善することによって、ゆっくりとではありますが自然に改善しましょう。

飲食に気を使い、健康長寿を実現してください

生命誕生においては、溶岩から海に溶出した「ミネラル＋アミノ酸」が雷に激しく打たれて単細胞が誕生した。そう私は考えています。そうして誕生した単細胞が、さらに進化するには細胞膜が必要で、細胞膜を作るためには脂質が必要です。

そこで、脂質を得て細胞膜を作ることにより、多細胞生物になることができたのですが、それまでとは比べ物にならないほど多くのエネルギーが必要になり、エネル

ギー源としてとても有効な糖に目をつけ、糖を求めたのではないでしょうか。

糖を得ることによって、莫大なエネルギー得ることもできた多細胞は、驚くべき進化を遂げ、ついにヒトが登場するまでになりました。その後、糖を含む食材が、偏りはありますが、全体としては有り余る事態となり、しかも調理技術が飛躍的に進歩しました。

それらのことにより、ついつい糖を摂りすぎてしまうヒトが増え、糖の摂りすぎによる不具合が大勢のヒトにみられるようになりました。そのため、ヒトにとってとても大切であった糖が、有害物であるかのようにみられるようになったのです。

糖は甘くて美味しくて、生物の進化を支えてきたものでもあるわけですが、ふんだんに食べることができるようになったので、害の側面が目に付くようになったのです。

糖は増えすぎると有害であるのはたしかですが、ヒトの体内に自然に溜まるものではありません。ヒトが糖を含むものを選択し、食べると意思決定をすることによって、体内に入ってくるものです。

体内に増えすぎた糖はたしかに有害ですが、体内に糖を増やしすぎるという事態を引き起こしたのはヒトです。体内の糖を減らすことも、適正に整えることができるのもヒトです。

飲食に気を使い、よい食習慣を堅持し、健康長寿を実現してください(^^♪

糖尿病の特効薬は、生活スタイルを変えて体質を変えること

長生きするも早死にするも、糖化しだい

糖は人間を動かすエネルギーであり、人間は食べたもののなかの糖質をブドウ糖に分解し、エネルギーとして利用することによって生命を維持しています。

糖が入ってこなければ、体も脳も動かないので、行動することはもちろん、考えることすらできなくなってしまいます。糖はヒトにとって、とても「ありがたい栄養素」なのです。

その「ありがたい栄養素」の糖も、過剰に摂り過ぎると、逆に生命をおびやかす方向へと動き出します。体に糖を入れ過ぎる生活を続けていると、余った糖が凶暴な姿に変わり、老化や病気をじわじわと進行させるようになるのです。

糖をどれくらい、どのように摂るかによって、その人の人生も寿命も大きく変ると言っても過言ではありません。

魚肉または魚油を先に食べることが良い

先に食べる食品の種類によって、腸管分泌ホルモンであるインクレチンの分泌反応は異なります。

魚を先に食べてから炭水化物を摂取すると、インクレチンが増え、糖尿病薬ＤＰＰ４阻害剤の効果が増します。糖尿病の改善効果が高まります。細胞のミトコンドリアから産出されるサイクリックＡＭＰが増え、細胞から産出される質の良いホルモンも増えます。

糖尿病は体質による病気なので、生活スタイルを変えることにより、体質を変えましょう。治療薬も体質改善をともなうものにしましょう。

糖尿病にならない、糖尿病を改善する

糖尿病にならない、糖尿病を改善する生活スタイル

①毎日運動する

②パンは食べない

③ご飯を食べる前に魚と肉と野菜を食べる

④空腹時には果物を食べない、炭水化物を減らす

理由はインスリンの分泌が狂うから

⑤腸管ホルモンであるインクレチンを増やす生活に努める

腸を温めるとインクレチンはたくさん分泌されます。白湯《さゆ》を飲む習慣をもつこと。冷たいものを飲まないこと。骨を刺激するとオステオカルシンが増加して、インクレチン分泌につながることが分かっています。

食物繊維を増やして腸内環境を改善する

①コレステロールの吸収が抑制され、脂質異常症が改善される
②腸管ホルモンのインクレチンの分泌が増え、腸管で糖質の吸収を遅らせ、血糖の上昇を防ぐ

ミトコンドリアのＡＴＰを、サイクリックＡＭＰに変えることができる

腸管ホルモンのインクレチンは、血中を循環し、膵β細胞に作用してグルコース依存的なインスリン分泌を促進すると、これまで言われてきた。

これに対して、私は異なった見解を持っている。良き生活習慣あるいは生活スタイルによって、ミトコンドリアのＡＴＰを、サイクリックＡＭＰに変えることができる。さらに、より優れたホルモン産生をすることができる。

体細胞のすべての細胞、すべてのミトコンドリアを活性してＡＴＰをたくさん産出させる。インクレチンによって活性化された酵素ＡＣの働きで、ミトコンドリアが産出するＡＴＰをサイクリックＡＭＰに変化させることができる。このサイクリックＡ

ＭＰの潤滑作用で細胞質の働きが円滑になる。

ミトコンドリアから産生されたＡＴＰをｃＡＭＰに変え、良い免疫力を作っている

インクレチンは、細胞膜にあるＧタンパク質共役型のおかげで、細胞のレセプターに入ることができる。

レセプターに入ったインクレチンは、酵素ＡＣを刺激して、その働きでミトコンドリアから産生されたＡＴＰをｃＡＭＰに変え、良い免疫力を作っているのではないか。

糖尿病治療薬を使用するときは

現在「健康生活でもっと元気に　健康講演」というタイトルの講演会に参加しています。私の受け持ちのタイトルは、「今から始めるミトコンドリアを増やす健康生活」です。

これには「よりよく生きていくための修活」という副題がついています。最初は別の副題だったのですが、この副題に変えました。「終活」ではなく「修活」です。次の講演では、「インスリン抵抗性の改善」と「インスリン分泌促進」という2つの血糖降下作用を合わせもった新糖尿病治療薬イメグリミンを中心に、尿に糖を出すことで血糖を下げる飲み薬であるSGLT阻害薬とのインクレチン効果比較なども含めて行いたいと思っております。

①高血糖状態及び高インスリン血症それぞれは生体において大きな害をもたらす
②高血糖によって糖化作用が、生体に特に血管内皮細胞に害をもたらす
③高インスリン血症は、肥満体を作る。1分子インスリンは2本の枝を持っている。「エネルギー代謝作用の枝」と「細胞増殖の枝」である。過飲食、連食によって、第1の枝「エネルギー代謝作用の枝」を使い果たすと、第2の枝「細胞増殖の枝」のみのインスリンになってしまう。これを「残骸インスリン」と呼び、このインスリンの第2枝の細胞増殖作用はがん細胞の発育を促す。血管平滑筋の肥厚

をもたらし、動脈硬化や血管内腔の狭窄をもたらす

糖や尿酸が糸球体で濾過され、繰り返し再吸収が行われた。これがまさに酸化された栄養素の再吸収であり、再吸収利用された栄養素は、酸化ストレスを与えることになる。なぜなら尿は体のいらない強い活性酸素を排泄した集りなので、糖が尿と接して酸化糖になってしまったからである。

イメグリミンは、ＮＡＤ＋を増やし、細胞内で盛んにミトコンドリアを活性化させて、ＡＴＰを増やす。

これがカルシウムイオンの導入により、インスリン分泌顆粒をたくさん増やす。ＥＰＡＣ経路とＰＫＡ経路の二つの働きで、良いホルモンができる。

インクレチン効果は、ＧＳ蛋白がレセプターで待ち構えて、この作用でインクレチンがβ細胞に入り、ＡＣを活性化させ、ＡＴＰをｃＡＭＰに転換させて、ＰＫＡ経路を盛んに増幅する。

いわば、インスリン産生をする過程において、最終的にＰＫＡ経路が重要であるこ

とに気づく。

これを増幅経路とも言う。最終的に良いホルモンに仕上げるためである。

増幅させることにより、良いホルモンにするのである。言い換えれば、インスリンは、cAMPによってホルモン活性の高いものにされるのである。

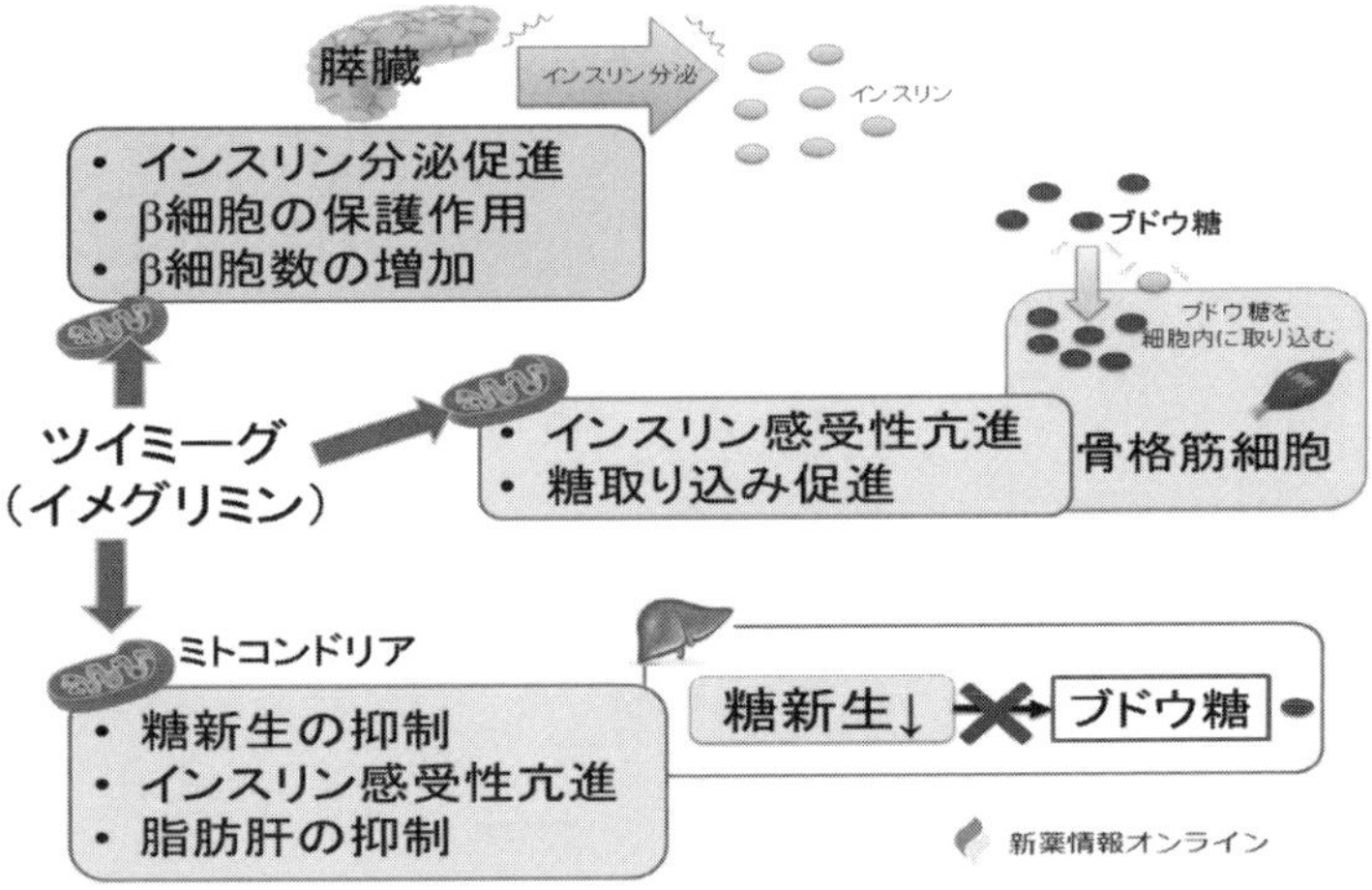

新薬情報オンラインより引用
（https://passmed.co.jp/di/archives/1458）

インクレチンが多量に分泌されても、高インスリン血症になるリスクはない

インクレチンが多量に分泌されると、インスリンもたくさん分泌され、高インスリン血症になるリスクが生じないか

「インクレチンが多量に分泌されると、インスリンもたくさん分泌されることになり、高インスリン血症になるリスクが生じないでしょうか」という質問がありました。とても大切な、いい質問なので、この場を借りてお答えします。

ミトコンドリアは細胞の中で2つの作用を行う

1つは主要経路です。これはたくさんの「ホルモン分泌顆粒」こと「インスリン分

泌顆粒」を産出させて、どんどん増えていくと低血糖を起こします。

インスリン分泌顆粒は、インクレチンの助けでATPからcAMPになり、そのcAMPが分泌顆粒を増幅するのです。インクレチンの作用は、血中の糖濃度に依存しているので通常ならばインスリンを出し過ぎることはありません。

メタボリック症候群は、全身のすべての細胞の中で、この反応が劣っているから、慢性的にメタボになってしまう。ミトコンドリアが著減（著しく減る）していく、細胞のアポトーシスが起きる。

そして、これは実はβ細胞の減少につながるのです。メタボリック症候群の特徴は、ミトコンドリアの活性が低下し、ミトコンドリアが減少する。そして、アポトーシスし、β細胞の減少につながるのです。

糖尿病の体質が長く続けば続くほど、回復力が低下していくことについては、誰もが認めていて、ミトコンドリアを活性化させる重要性もよく知られている。しかし、細胞内でミトコンドリアが2つの働きをしていることについては、よく知られてはいない。

ミトコンドリアが細胞内で、たくさんのATPを産生することは重要である。だから、主要経路または惹起経路でいいのだが、それと同じくらいミトコンドリアの増幅経路が重要であることを強調しておきたい。

増幅経路とは、ATPから変換されたcAMPを利用して、ホルモン分泌顆粒を増幅、成熟させ、より良いホルモンを産生させている、ミトコンドリアのもう一つの経路である。

食べはじめからインスリンが噴出する

ミトコンドリアの2つ目の経路である増幅経路での働きは、インクレチン作用に大きく頼っています。

ミトコンドリアの主要経路によってつくられたATPを、cAMP（サイクリックAMP）に変換するのだが、このときインスリン分泌顆粒が大きく膨らみ、完熟していくのです。

まろやかで少量で効くホルモンが、質の良いインスリンというわけです。ホルモン活性が高く効果が優れているから、少量で良いのです。

一方、空腹時において炭水化物および果物を先に食べてはならないということも大事です。腹8分というよりも腹6分くらいにして、インスリン分泌を要求しないようにします。「インスリン分泌過要求」しない食べ方にすべきだと強調してきました。

食べはじめに炭水化物、にんじん、じゃがいも、サツマイモ、果物などを食べますと、質の良いインスリンが、最初からほぼ噴出状態になってしまうからです。

ミトコンドリアの活性化には、さらに腸管ホルモンが必要です

いいインスリンができると、血糖をコントロールする機構が働き、脳幹、視床、視床下部などが食欲をコントロールしてくれる。

インクレチンは、もともと不足しがちで、たくさん必要とされるので、インクレチン不足は非常に困ります。

ＤＰＰ４阻害剤及びＧＬ－１作動薬は、ミトコンドリアを助けてくれるホルモンです。インクレチンがたくさんあって、レセプターを通じて細胞に入り、アデニル酸シクラーゼを活性化させ、ＡＴＰをｃＡＭＰに変換させてくれるからです。

このｃＡＭＰは多ければ、細胞の良き働きを高めてくれるのです。

古くて新しい学識が生まれた

セカンドMessengerを増やすことが、本当の健康づくりではないだろうか。

そのセカンドMessengerとは、筋肉のサイクリックＡＭＰと血管のサイクリックＧＭＰである。

血管系健康と筋肉系健康ともに重要なのだ。

血管系健康のサイクリックＧＭＰは、血管内皮細胞からＮＯ（一酸化窒素）を産生して、ＧＣという酵素を活性化させている。酵素ＧＣが、サイクリックＧＴＰをｃＧＭＰに変換させることで重要である。

セカンドMessengerは、エンジンを回すためにある。

高血糖が高インスリンを誘発する

高インスリンは血糖をグリコーゲンにし、そして、肥満体にさせる。

こうして血糖を下げる一方、食欲促進させ、また高血糖を誘発する。

このように一連の負の循環で、「元気な糖尿病期」から、「不健康な糖尿病期（合併症が多い期）」に変化して行く。

糖尿病は無症状疾患であり、症状の出現は、合併症の症状を発現させる。

空腹時高インスリン血症の方は太りやすい。いつも空腹感があり、炭水化物中心の食習慣になっていないか。

健康になるには、健康生活を送ることです

健康なミトコンドリアを劇的に増やせば、ますます健康なる

ミトコンドリアはとても優れた「ヒトのなかの生命の発電所」ともいうべきものなのですが、じつは病むことがあります。その病んだミトコンドリアに、それまでどおり餌を与えて働かせると、そのヒトの病を酷くすることになります。

ミトコンドリアはすでに病んでいるわけですから、その病んだミトコンドリアが分裂増殖すると、そのたびに病んだミトコンドリアが増えていくことになります。そのヒトが病気だったら、そのヒトの病気を進行させ、悪化させていく方向に拍車をかけることになります。

健康なミトコンドリアを増やすためには、まずは健康な生活をすることです。健康な生活をしていると、に健康なミトコンドリアが生まれ、健康なミトコンドリアが分

裂増殖することにより、そのヒトの健康に良い働きをする健康なミトコンドリアが増えていきます。

このとき、NMNやNAD＋などのミトコンドリアの餌になるものを適切に与えると、健康なミトコンドリアが劇的に増えて、そのヒトが病気であったならば回復し、健康なヒトならば、ますます健康なるのです。

疲れや寝不足などの生活習慣の不良因子が、細胞の核分裂、ミトコンドリア分裂を悪い方向に導く

ミトコンドリアを健康的に導くためには、良質なアミノ酸と適切なミネラルが絶対に必要です。なぜならば、その基本的な栄養素は、深い海底の中にある栄養素だからです。深い海底は、ミトコンドリアが生まれた故郷です。

良い細胞の核分裂を得るためには、

良き核酸、良きミネラルが必要
良いミトコンドリア分裂を願うには、
良きアミノ酸、良きミネラルが必要

有核細胞とミトコンドリアは、海底から誕生しました。それぞれにＤＮＡがあり、長い間協力しあって細胞活動を営んできました。

時として合わないこともあり、喧嘩することもありました。それを何とか仲良しにさせたのは、細胞質です。

日々の生活習慣、生活環境の中で、疲れや寝不足などは不良因子になります。不良因子は、細胞の核分裂、ミトコンドリア分裂を悪い方に導いてしまうことがあります。その酷いのが発癌であり、膠原病かもしれません。少なくとも不良因子は、それらの病気を誘発することになるのではないでしょうか。

良き核分裂に必要な核酸は、エビデンスが多い核酸栄養の医薬品フォーディズ。

良きミトコンドリア分裂に必要なアミノ酸とミネラルは、海底から陸上で数万年にわたって発酵されたされたものを採集している、やはりエビデンスが多い医薬品テンを、私は推奨しています。

インスリンの「エネルギー代謝系」「タンパク合成系」

たくさんの食べ物、とくに炭水化物を摂れば、インスリンの代謝系が多く使われ、インスリン分泌をますます促してしまいます。これを「インスリン過要求」といい、その結果「インスリン過分泌」になり、これが「高インスリン血症」の原因になります。

インスリンには、もう一つインスリンの「タンパク合成系」があります。この「タンパク合成系」のポイントは、運動をすることによって「タンパク合成細胞増生」を減らすことができるという点です。これが最良の方法です。

しかし、インスリンの「エネルギー代謝系」の血液が、「タンパク合成系」のほうにも溜まっているにもかかわらず、毎日つい過食してしまったり、運動をしなかったりしたヒトは、体に日々発生しているがん細胞を増殖させてしまうことがあります。

全身の平滑筋の増殖にもインスリンの「タンパク合成系」は関わっているので、血管の平滑筋を肥厚させることもあり、これは動脈硬化一直線になります。軽度で動脈硬化発症を免れても血管障害にはなります。

胃や腸管の平滑筋に影響して肥厚させると、胃や腸管の活動に障害が起きます。

運動しなければ食べるな、食べるのなら運動しなさい

インスリンの「タンパク合成細胞増殖系」には、「がん発生」の理論が隠されています。同時に「肉体成長」の理論も隠されています。

私たち動物には、運動、筋トレが必要です。

食べすぎの人が「高インスリン血症」になってしまっているのは、この「タンパク合成・細胞増殖型」インスリンが残ってしまって、とても多くなるからです。私はこ

のインスリンを「残骸インスリン」と呼んでいます。そして、この「残骸インスリン」を無酸素運動の筋トレや各種有酸素運動によって消費してほしいと指導しています。

老けないための健康生活

オステオカルシンの低い人は認知症になりやすいので、骨の刺激が必要です。マイオカインが低い人も認知症になりやすいので、筋肉を増やしてください。骨と筋肉を丈夫にすることが、認知症を予防することになります。

さらに脳を良くするには、男女ともに加齢が感じはじめたときに、男性ホルモン増やすことです。3～4週間に1回男性ホルモンを注射で充填することは、認知症を予防することにもなります。

これは田中旨夫医師の持論です。田中旨夫先生は、幾多の苦難、重病をのりきり、106歳になるまで認知症の気配などまったくなく、天寿を全うされました。それがなによりの証明です。

細胞が元気になるコツ、老けないコツ
その理論を知れば、治療もうまくいく、予防もうまくいく。

２０２３年11月の連休に、故田中旨夫医師の故郷台湾彰化縣田中鎮を訪ねました。故田中医師は、私の昭和大学医学部の大先輩であり、１００歳頃にお知り合いになり、１０１歳に日本で３回、台南で１回、計４回一緒に講演をし、日本と台湾でたびたび一緒に食事するなど、親交がありました。

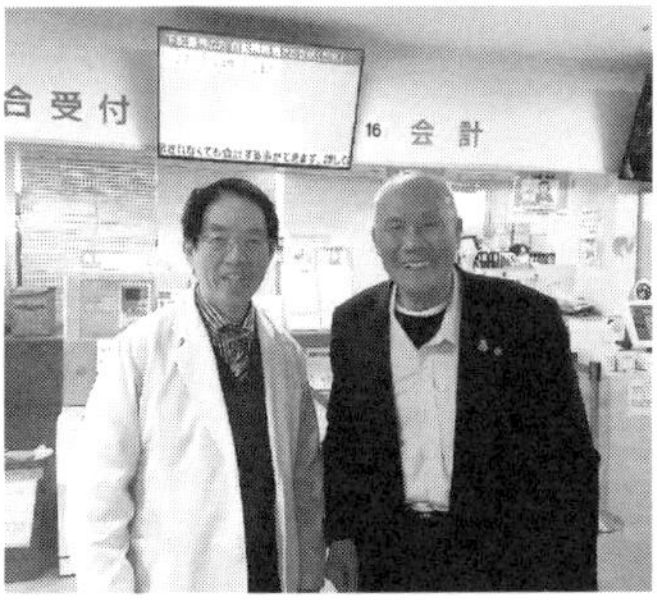

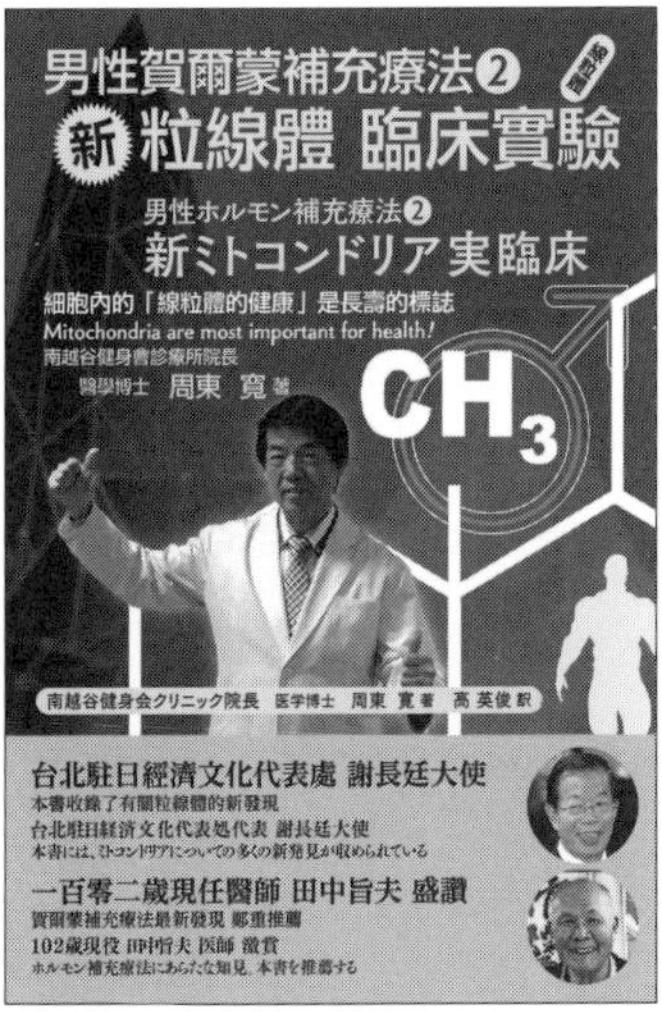

台湾語版
『男性ホルモン補充療法２　新ミトコンドリア実臨床』
周東寛　著

田中旨夫医師のプロフィール

医学博士、元あかみちクリニック院長、正生婦幼聯合CLINIC長春部部長。

昭和18年　9月昭和医専畢業（卒業）。昭和18年10月、日本の医師免状を取得。

昭和18年　11月台北帝国大学医学部（2年間研究を行う）。

昭和30年　台北市で、産婦人科、腹部外科クリニックを開業。

昭和33年　クリニックで日夜働く必要があり、自分自身へのホルモン補充療法を開始。この当時、ホルモン補充療法は、欧米でもあまり行われていなかった。

昭和50年　沖縄に移住。以降時間外に那覇市救急診療所に16年間協力。

昭和61年　上海中医薬大学研修。北里大学東洋医学総合研究所研修。

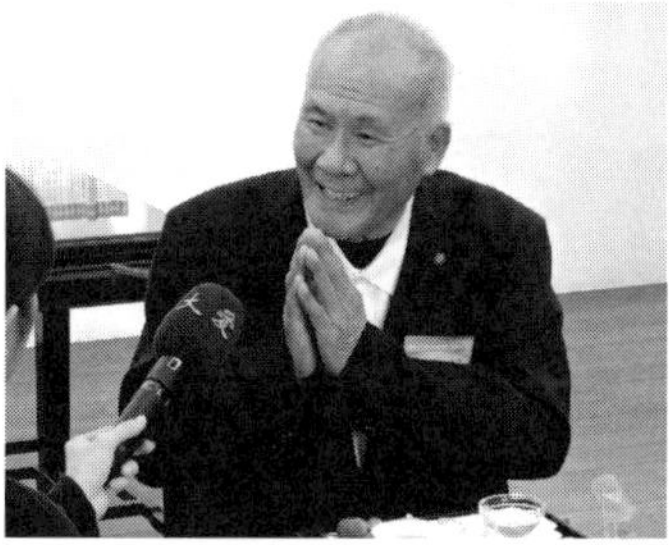

昭和63年～平成６年　琉球大学医学部地域医療研究センターにて、老人医学の第一人者鈴木信教授、教指導で超高齢者１００歳以上の高脂血症と、いかに免疫を高めて「健康寿命を平均寿命に近づける」を研究。

令和元年

７月、人の手を借りずに生活することができ、仕事もできることを実証するために、現役医師として診療、治療に励むことをあらたに決意

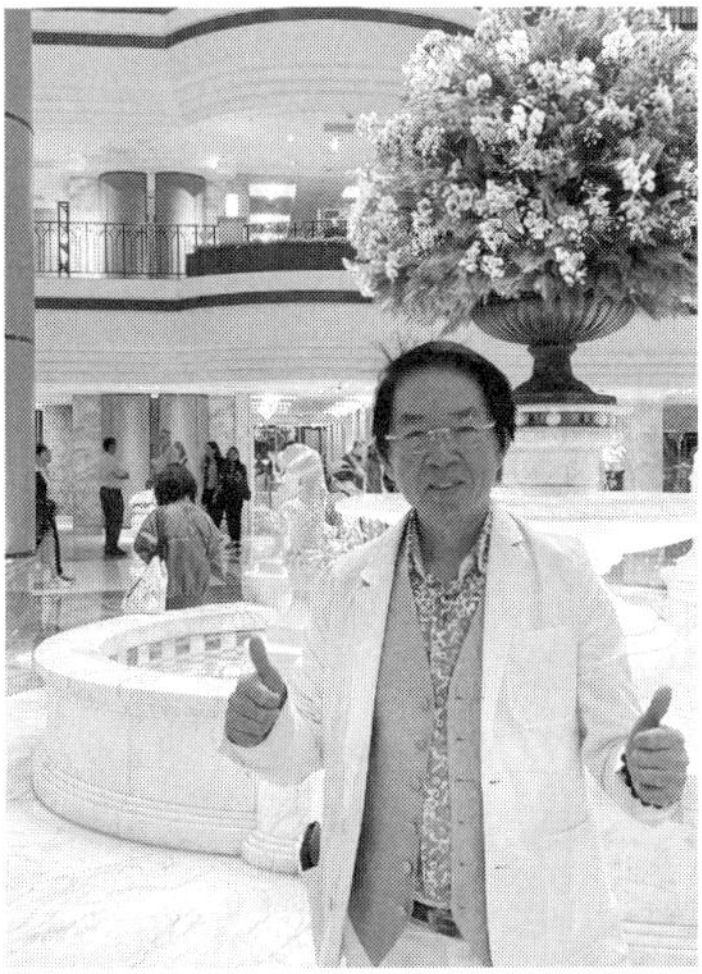

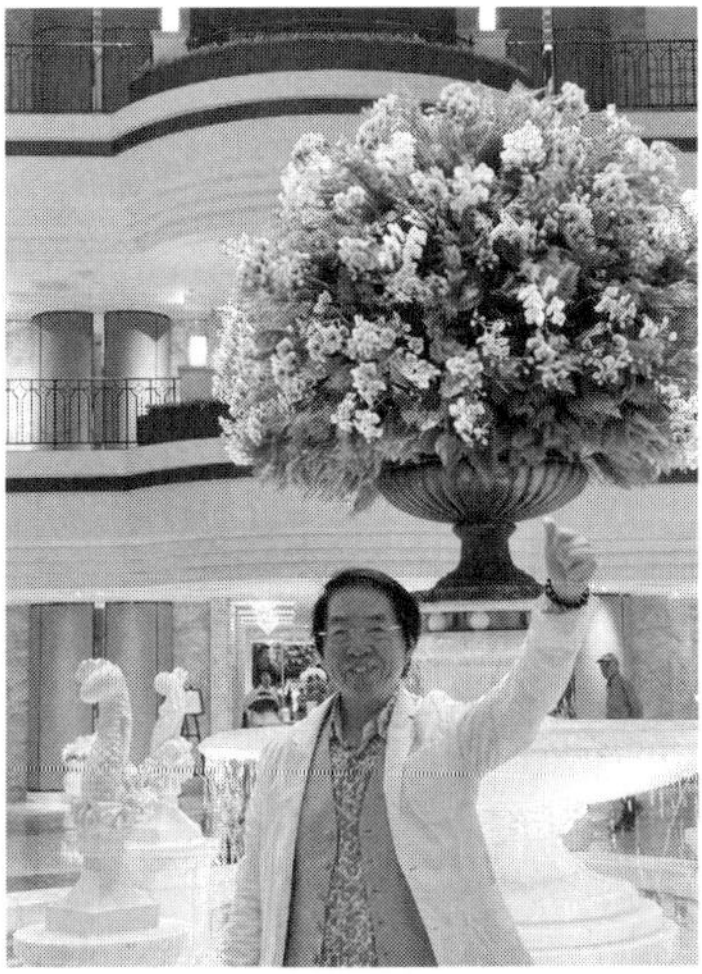

故田中旨夫医師の故郷台湾田中鎮を訪ねました

第2章

「慢性炎症」と「細胞の老化」は相互作用

急性炎症と慢性炎症

「佃煮化」「塩漬け化」「天ぷら化」「粕漬け化」の表現に大きなインパクト

私が1986年頃にクリニックを開業し、筋肉に注目するようになったのは、糖、塩、油（脂肪）、酒を過剰摂取すると、細胞内の水分がゆっくりと抜けていくということを発見し、その対策を考え始めたときです。

糖、塩、油、酒の過剰摂取による細胞の悪化を、私は「佃煮化」「塩漬け化」「天ぷら化」「粕漬け化」と名づけ、警鐘を打ち鳴らしました。

「佃煮化」「塩漬け化」「天ぷら化」「粕漬け化」は、特に表現に大きなインパクトがあったようで、しっかり話を聞いてくださった患者さんが多く、とくに糖尿病の患者さんが早期に、積極的に治療を受けいれることにより、ずいぶん助かったようです。

ちょうどその頃、身体が糖化することの害が話題になりはじめました。糖化による物質AGEsが、老化促進の元凶だということも、一部で言われるようにもなりました（今ではこれは一般化しています）。AGEsとは終末糖化産物（Advanced Glycation End Products）のことです（3章で詳述）。

「佃煮化」「塩漬け化」「天ぷら化」「粕漬け化」には、諸悪の根源ともいえる「慢性炎症」の観点からの進化と深化があり、私の「佃煮化」「塩漬け化」「天ぷら化」「粕漬け化」理論も進化と深化を遂げることになりました。

今回は、その中から「糖化（＝佃煮化）」を取り上げ3章に、新たに酸化をとりあげ4章に、新たにテロメアとオートファジーという観点から、健康長寿をできるだけ実践に即して、第5章で述べます。

比較的早期に治まる「急性炎症」

炎症が起きていることは、よくないことだとされていますが、死んでしまった細胞を排除して、生体の恒常性を維持するというのが、炎症のおもな役割なので、なくてはならない反応であるともいえます。しかし、近年、とくに「慢性炎症」については、よいことではない、「万病のもと」だという意見が支配的になってきています。

炎症は、生体の恒常性を維持する反応であり、身体が負荷に対して起こす「防御反応」であるとともに、いろいろな病気をもたらす「もと」になる症状だと言われるようになりました。

「炎症の4兆候」は、熱くなる、赤くなる、腫れる、痛みをともなう、ですが、もちろんこの4兆候がそろっていなくても、炎症が起きていることはあります。身体がウイルスなどの異物と戦ったり、けがや病気を治そうとしたりして、熱くなったり、赤くなったり、腫れたりするのです。

ということは、身体のウイルスなどとの戦いが終われば、炎症は治まるはずです。一定の期間が経過すれば炎症は治まり、病気やけがは回復するはずです。

そのような経過で、比較的早期に治まる炎症は、「急性炎症」と呼ばれています。

慢性炎症は、メタボリックシンドロームを引き起こす最有力候補

一定の期間がすぎれば治まるはずの炎症反応が、なかなか治まらないのが慢性炎症です。慢性炎症は自覚症状が乏しいので、気づいたときには病態が進行しているケースが多いので、「サイレントキラー」と呼ばれています。

その慢性炎症が、近年、メタボリックシンドロームを引き起こす最有力候補として、注目されています。メタボリックシンドロームには、心不全、腎不全、アルツハイマー、がんなどが含まれていて、それらの

急性炎症と慢性炎症

	急性炎症	慢性炎症
	短期間のうちに症状が進み、割とすぐ治る	好ましくない状況が続きなかなか治りにくい
活躍する白血球	好中球	マイクロファージ リンパ球
特長	血管透過性の亢進（血管の隙間が広がる） 滲出液	肉芽組織（赤いもこもことした組織）

発症から重症化に、慢性炎症が密接に関かっているのです。

それとともに、もう細胞分裂をする元気のない老化細胞にも深く関わっていることがわかってきました。老化細胞からは、炎症性サイトカインをはじめ、炎症を促進する物質、がんを促進する物質が分泌されます。

「老化も炎症、肥満も炎症、やせすぎも炎症」すべてに活性酸素が関与し、炎症性サイトカインが発生して慢性炎症になるわけです。

炎症性サイトカインの発生を抑えたり、防いだりする力が水素にあることが分かってきました

私たちは呼吸によって大量の酸素を取り入れて、エネルギーを作り出しています。エネルギー産生は、細胞の中にあるミトコンドリアで行われ、副産物として2％ほどの活性酸素も生み出されます。

活性酸素は、細菌やウイルスを退治してくれるとともに、私たちの正常細胞や遺伝

子を攻撃することもあります。「正常細胞や遺伝子を攻撃する」と聞くと、とんでもないことのようですが、「酸化させる」と表現されることもあり、「酸化させる」くらいなら、まあいいだろうと思いがちです。でもそれは、正常細胞や遺伝子が、活性酸素に攻撃されているということなのです。

活性酸素が過剰に産生されると、細胞内のミトコンドリアも攻撃され、損傷され、それがさらに活性酸素の発生につながることもわかってきました。

1章で述べたように、ミトコンドリアはサイトカインの産生に、とても重要な役割を果たしています。水素は、ミトコンドリアによって発生した活性酸素を消去することにより、炎症性サイトカインの発生を抑え、炎症が起こるのを防いでくれます。水素にそのようなことができることが分かってきました。

サイトカインには、炎症性サイトカインと抗炎症性サイトカインがあります。そのため、炎症性サイトカインの産生抑制、抗炎症性サイトカインの産生促進の両面で、炎症をコントロールする研究も行われています。

炎症を抑え、その原因となる活性酸素の発生も抑えるダブル効果

水素を吸入すると肺から血液中に入り、全身をめぐり、細胞、臓器など体のありとあらゆる場所の炎症を抑えます。

吸入された水素は、炎症を起こしている肺に直接届きますから、すぐさま抗炎症効果を発揮し、肺炎の重症化を防ぎます。

水素には、起こってしまった炎症を抑えるとともに、その原因となる活性酸素の発生も抑える、ダブルの効果があるのです。

「水素ガス吸入療法」が先進医療Bに承認された（2016年厚生労働省）

慢性炎症を抑止する物質があれば、私たちは助かることになるのですが、そのような物質が、じつはあるのです。それは水素です。水素については、評価が確定していなかった10年ほども前から、私はさかんに推奨してきました。

その水素の「水素ガス吸入療法」が、2016年に、厚生労働省によって先進医療Bに承認されました。ですので、水素吸入療法は、現状では自費診療で提供しているクリニックや病院で受けることができます。

すでに慶應義塾大学医学部の治験（第2相臨床試験）により、水素吸入療法の再灌流障害に対する有効性が報告されましたので、今後は第3相臨床試験へと進み、いずれ保険適用についての評価が行われることになるではないでしょうか。

肥満は、テロメア、健康長寿の「大敵」

「生命の回数券」テロメア

エイジング（加齢による劣化。老化）について語るうえで、どうしても触れなければならないものの一つに、「生命の回数券」とも「分裂時計」とも呼ばれているテロメアがあります。

テロメアは細胞分裂を重ねるごとに短くなり、細胞の寿命はテロメアの短縮と関係しています。そのことから、テロメアの短縮を抑制できれば、細胞の寿命を長くできると考えられます。

テロメアは細胞分裂のたびに短くなるのですが、高ストレス、喫煙、肥満などによっても、短縮が促進されます。酸化ストレス、テロメアの傷害も、テロメアの短縮を促します。

テロメアが短くなると細胞が分裂できなくなり、増殖機能を失うことになります。そうなってしまった細胞を、老化細胞と呼んでいます。

テロメアが短くなると、DNAが損傷を受けるリスクが高まり、そのことによっても、細胞の老化が進みます。何らかの要因でDNAが損傷を受けるリスクが高まると、テロメアの長さが十分にあっても、細胞の老化が進みます。

つまり、正常な細胞が老化細胞になるときには、DNAの損傷を防いでいるというプラスの面もあるのです。

慢性炎症と細胞の老化の恐ろしい相互作用

DNAが損傷を受けるリスクが高まると、テロメアの短縮が進み、老化細胞になるという事態は、細胞にとっては非常事態です。そこで老化細胞は、レスキュー隊に助けを求めます。それが、炎症性サイトカインの分泌です。

老化した細胞が、炎症性サイトカインをはじめとするさまざまな物質を分泌する現象をＳＡＳＰ（サスプ）と呼びます。しかし、ＳＡＳＰが起こっても状況が改善されないことがあります。すると、ＳＡＳＰは周囲の組織に徐々に広がっていきます。

この現象が、慢性炎症を拡大させます。老化した細胞が居座り、ＳＡＳＰが広がると、細胞の入れ替わりが頻繁に起きます。老化した細胞が分裂をしても、正常な元気のいい細胞にはならないのですが、それでも頻繁に細胞分裂を重ねます。そのたびにテロメアが短縮されます。

そのため、細胞の老化は通常のよりも急速に進みます。細胞の老化が急速に進むと、体内の組織や器官の機能は急速に衰えます。

老化した細胞が炎症性サイトカインなどを分泌しても、細胞の老化はおさまらないので、慢性炎症が拡大されます。その慢性炎症の拡大は、テロメアを短縮させ、細胞の老化を広範囲に進めることになります。

慢性炎症と細胞の老化には、相互作用があるのです。喫煙と飲酒がこれを促進させます。その相乗効果のことをシナジー効果と呼びますが、その反対語（対義語）がアナジー効果です。慢性炎症と細胞の老化には、老化に向かってのアナジー効果があるということです。

炎症性サイトカインと、炎症性サイトカインをコントロールする物質とが、互いにバランスをとっているのが健康な人

慢性炎症によって細胞の老化が起きるとともに、老化した細胞が増えることによっても慢性炎症が起きることを、簡単に述べると次のようになります。

⬇慢性炎症が起きる
⬇細胞の老化が進む
⬇細胞が構成する組織、器官が衰える
⬇老化細胞がさらに増える
⬇慢性炎症がさらに激しく起きる

慢性炎症と細胞の老化には、相互作用があるとともに、慢性炎症は、細胞の老化のみならず、肥満によっても、喫煙によっても、歯周病によっても、ホルモン濃度の変化（閉経などによる）などによっても起こります。

そのなかでも、特に注目すべきは肥満です。

脂肪をたくわえておく脂肪組織からは、脂質代謝や糖代謝に欠かせない「アディポサイトカイン」が分泌されます。

老化した細胞が、「助けてくれ！」と分泌する炎症性サイトカインは、じつはアディポサイトカインの一種です。

炎症性サイトカインを含むアディポサイトカインには、炎症性サイトカインとともに、炎症性サイトカインをコントロールする物質も含まれています。

炎症性サイトカインと、炎症性サイトカインをコントロールする物質とが、互いにバランスをとりながら、脂質代謝や糖代謝などを行うので、脂質代謝や糖代謝は問題なく行われます。それが、いわゆる健康な人です。

テロメア、老化防止、健康長寿の「大敵」は肥満

慢性炎症は、細胞の老化、肥満、喫煙、歯周病、ホルモン濃度の変化によって起こりますが、最も注意が必要なのは、肥満です。

肥満の人の脂肪組織は、肥大・増殖しているため、アディポサイトカインの分泌に異常が起こります。

炎症作用をもつ炎症性サイトカインが過剰に産生され、炎症性サイトカインをコントロールする物質の産生が減少するのです。

そうすると、必然的に炎症が起こり、進み、そう簡単には治まらないので、軽度ではありますが、慢性炎症になります。肥満の人のほとんどは、軽度ではありますが、慢性炎症が起きていることが分かっています。

慢性炎症が起きていれば、細胞の老化は加速しますから、肥満はテロメアにとっても、老化防止、健康長寿にとっても「大敵」なのです。

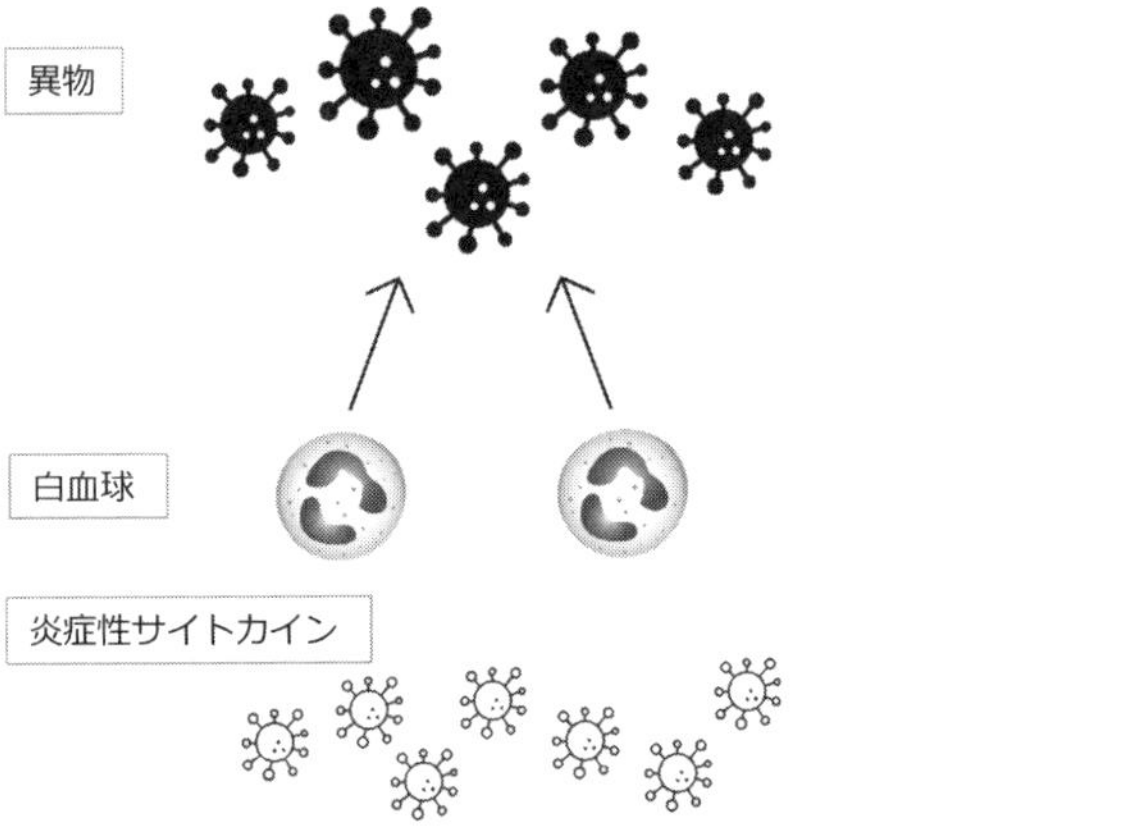

異物に対して白血球が集まり、炎症性サイトカインを出す

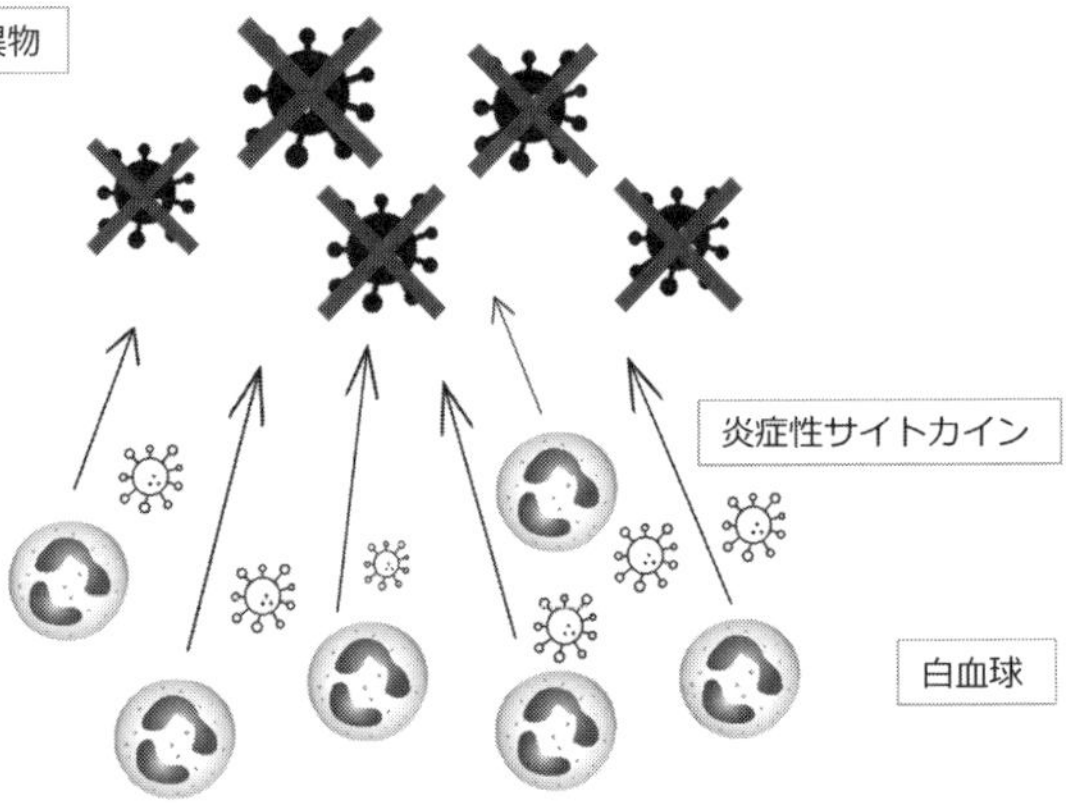

炎症性サイトカインがさらに白血球を呼び寄せて、異物を排除する

➡ 炎症がおさまる

慢性炎症の解消は、一般的には生活習慣の改善ということになっています。具体的には、次のようなことです。

野菜を積極的に食べる
飽和脂肪酸を多く含む肉の摂取は控えめにする
魚を食べ不飽和脂肪酸を摂取する
アルコールを摂りすぎない
煙草を吸わない
中等度の有酸素運動を毎日30分以上
慢性炎症は脂肪細胞で生じるので、減量を心がける

これらは、異口同音に各方面で述べられているので、よく知られているのですが、「わかっちゃいるけど」なかなかできないというのが実情で、生活習慣病はなかなか減りません。

そこで私は考えました。いくつもある「生活習慣病予防」「肥満予防」の方法の中で一番大切なものは何かと。

答えは、運動です。

「慢性炎症の解消」「生活習慣病の改善」「肥満予防」に、最も適していて、とても効果的なのは、運動です。

次の本で、私が気づいた運動が必要な理論をわかりやすくご紹介します。これを知れば運動が絶対に必要であるという意義が分かるので、是非お手に取ってください。

なぜそれが必要なのか。なぜそのようなことになるのか。そのことが理解できなければ、なかなかやる気になりません。その意味で、理屈を述べている本書は大切です。

私たちの身体は、細胞レベルで日々作り直されている。

式年遷宮をしている日本の神社は朽ち果てない。何百年経っても、1000年を越しても、いつも新鮮。

慢性炎症ストップ、老化細胞を除去

日本人の多くは10年ほど介護されている

厚生労働省の「簡易生命表（令和4年）」によると、2022（令和4）年の日本人の平均寿命は、男性が81・05歳、女性が87・09歳です。平均寿命というのは、0歳のヒト（児童）の平均の余命です。

この平均寿命にたいして、介護を受けることなく自立して健康で生きられる健康寿命があります。

この健康寿命を見ると、2019年の時点で、日本人の健康寿命は、男性72・68歳、女性75・38歳です。

平均寿命と健康寿命には、おおよそ10年ほどの差があります。それは、ほとんどの人は、10年ほど介護してもらうということです。

１００歳を超える日本人は９万５２６人

日本人の多くは平均すると10年ほど介護されるのですが、それでも１００歳を超えるまで生きている人は、10万人近くもいるのです。２０２２年の敬老の日に発表された１００歳を超える方の人数は、９万５２６人でした。

慶応義塾大学医学部には、長生きされた方を研究する「百寿総合研究センター」があり、「１００歳以降の余命や日常生活動作（ＡＤＬ）、認知機能には慢性炎症が影響しており、慢性炎

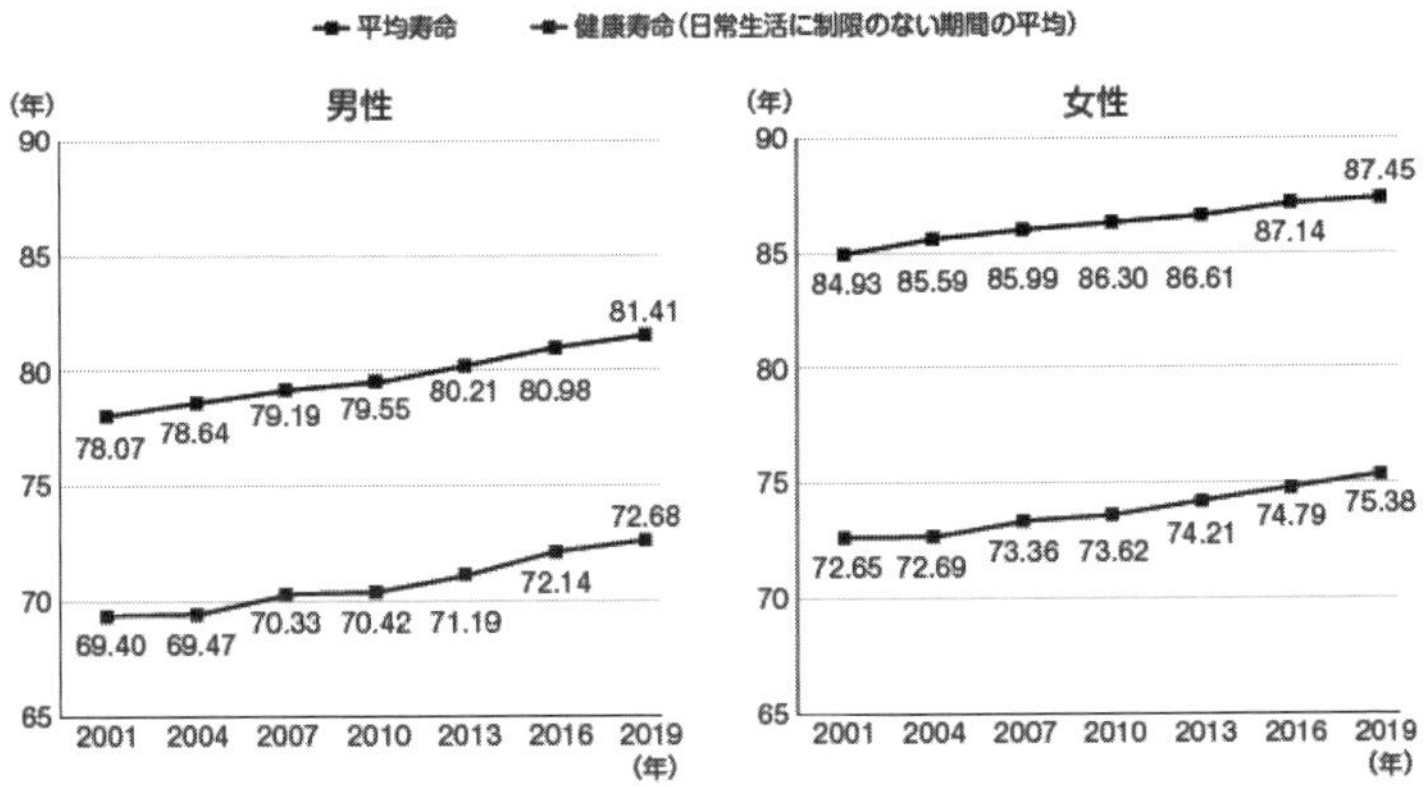

出典：e-ヘルスネット

症を抑えることが健康長寿の達成に重要である」と報告しています。

これはまさしくそのとおりであり、それが水素によってなされる可能性があるということに、深い感銘を覚えます。

振り返れば、日本医科大学の太田成男教授グループが、「水素分子が抗酸化物資としての悪玉の活性酸素のみを選択的に除去し、酸化ストレスを軽減する」という内容の研究成果を、『Nature Medicine』に発表されたのは、2007年のことでした。

この論文の発表が世界に衝撃を与え、世界の水素に関する新たな研究に火をつけることになりました。しかし、すぐさま水素に関する研究が全盛になったわけではなく、疑いのコメントなどが数多くありました。

そんななかでも、水素研究は地道に、そして着実に進められ、2022年12月には、水素研究の論文の数は、世界で数千を超えるほどになったそうです。

腸内の善玉菌が「自前の水素ガス」を作り出している

身体にプラスの効果を与えることが、ようやく認められるようになってきた水素について、興味深いことが分かっています。

なんと大腸の中で、腸内細菌のなかの善玉菌が、水素ガスを作り出していたのです。その証拠に、呼気の中には水素が含まれています。1969年に発表された「水素ガスの生成と排泄」という論文にも、摂取された食物が結腸で水素ガスを発生させると書かれています。

食べることにより口から摂った食物繊維やオリゴ糖が、食道、胃を経由して大腸に移動します。その大腸で、腸内細菌が食物繊維を嫌気性（空気のない状態で）発酵するのですが、その過程で水素ガスが作り出されるのです。

水素に関して研究を進めておられる法政大学の宮川路子教授は、この腸内で作られる水素を「自前の水素ガス」と名付けられました。生成量は研究によりかなり幅がありますが、1日に150mlから12Lの「自前の水素ガス」を、私たちは生成しています。

その「自前の水素ガス」は、腸内の微生物に利用されるのですが、余った水素ガスは排出されます。それが腸内ガスつまり「おなら」の一部です。

ほかにも「自前の水素ガス」は、腸に分布している血管から血中に取り込まれて全身を巡り、肺に到達して呼気として排出されます。その量は「自前の水素ガス」の約14％になるそうです。

呼気として排出される「自前の水素ガス」の水素濃度は、血中の水素濃度を反映します。血中の水素が肺に到達して呼気として排出されるからです。ですから、呼気として排出される水素濃度には、個人差があります。

食物繊維をしっかりと食べている人、したがって腸内に善玉菌が多い人は、「自前の水素ガス」をたくさん発生させます。つまり、健康な人は、血中の水素濃度も呼気の水素濃度も高いと言えます。

実際にも健康長寿のかたの、呼気の水素濃度は高いのです。

窒素、水素ガス、二酸化炭素、メタンガスなどは、ほんらい無臭性です

便秘かどうかの判断は、人によって異なります。私の立場で言えることは、たとえ毎日便通があっても、硬いのがようやく出るというのでは、いいとは言えません。

それに、おならが臭いのも要注意です。おならの成分の90%以上は、じつは無臭です。窒素、水素ガス、二酸化炭素、メタンガスなどは、ほんらい無臭性です。残りのわずか一桁が、アンモニア、硫化水素、インドフルなどの臭気ガスです。

肉や魚が腐敗すると、ひどく匂います。食品が腸内で発酵分解されても臭気ガスが発生します。そのため、おならがひどく臭いのは、よくありません。

腸内環境のバランスが良い人のおならは、水素が多く、ほとんどにおいません。

腸内環境のバランスがわるいと、優勢な悪玉菌が腸内で有害物質を作り出し、産生する水素ガスの量はどんどん少なくなっていきます。

健康長寿のかたは、腸でたくさん水素を作り出すとともに、体内で発生する活性酸素が少なく、炎症も少ないため、水素の消費が少なくなります。そのため、呼気は水

素濃度が高くなります。

体の中の炎症が低い人ほど、健康長寿

食物繊維は、大腸に届くと発酵して分解され、水素生産菌になって水素を発生させ、その水素の作用によって腸内の炎症を抑えます。食物繊維を摂ると全身の炎症を抑えることができるのは、この仕組みに基づいています。

ですから、最も手軽で安価な水素摂取方法は、食物繊維をしっかり食べるということになります。安全という点からは、これほど安全なものはありません。何しろ摂取するのは食物繊維のみですから。

水素研究の基地とも言える慶応義塾大学大学院で博士号を取得された宮川路子氏も、著書『最強の水素術』のなかで、水素・栄養療法は「治療」と呼ぶよりも、「すべての人にとって健康増進のための助けとなる……『健康増進ツール』」といった方がよいかもしれないと、述べておられます。

現代人に多い不調や病気はさまざまですが、その原因をたどっていくと、多くが慢性炎症です。まさしく「慢性炎症を抑えることが健康長寿の秘訣」なのです。逆から言うと「体の中の炎症が少ない人ほど、健康長寿」なのです。
私はこれまで水素カプセルをすすめたり、臨床水素の点滴をしてきました。今も行っています。

論文『水素産生菌の見過ごされてきた恩恵』

M・i・Z株式会社、カリフォルニア大学バークレー校、慶應義塾大学との総説『水素産生菌の見過ごされてきた恩恵（The overlooked benefits of hydrogen-producing bacteria.）』がオランダの学術誌 Medical Gas Research に掲載されました（2023 ,Volume13, Issue3, PAGESs 108 - 111）。
著者：市川祐介 博士（理学）1・2、山本暖2・3、平野伸一 博士（獣医学）1、佐藤文平1・2、武藤佳恭 博士（工学）3、佐藤文武1・2

所属：1．MiZ株式会社 研究開発部、MiZ Inc. CA, USA、3．カリフォルニア大学バークレー校、4．武蔵野大学 データサイエンス学部、5．慶應義塾大学 環境情報学部

論文URL：https://www.medgasres.com/preprintarticle.asp?id=344977

腸内の水素産生菌が少ない人は、水素ガスの吸入や水素水の飲用により、身体に水素を供給することが可能である。ヒドロゲナーゼを有する水素産生菌は、水素を産生するだけでなく、水素を分解することによりエネルギーを作り出すことができる。水素産生菌は、水素を二酸化炭素で分解して酢酸やメタンにしたり、硫酸を水素で還元して硫化水素にしたりしてエネルギーを節約することもできる。このことから、身体への水素の供給によって、水素産生菌の数を増加させることができる。

…………

水素産生菌により産生される水素量と呼気中の水素濃度には相関関連があり、

呼気中の水素濃度は、腸内細菌の代謝する炭化水素の有用な指標として用いられている。日本の百歳以上の長寿の呼気中の濃度を測定すると、水素濃度が平均年齢79歳の糖尿病の高齢者よりも高いことが報告されている。体内で発生する水素産生菌から産生される水素によって酸化ストレスから守られて長寿に寄与しているものであると考えられる。

水素は「健康長寿」どころか、もしかしたら「不老不死」を実現してしまうのも夢ではないかもしれない。水素産生菌が「スーパー善玉菌」と呼んでよい所以である。

宮川路子教授のお父様は、見事に回復されました

宮川路子教授のお父様は、高校生のときに腎臓がんを患われました。腎臓摘出手術をされたのですが、1年後に肺に数十ヶ所も転移しました。

お父様は余命宣告を受けたのですが、お母様が本をたくさん買い込んで勉強し、さまざまな民間療法を試して驚異的な回復を遂げ、肺にあった転移はすべて消えてなくなりました。

事情を知らない医師たちからは「本当は、がんじゃなかったのでは？」と言われ、「こんな奇跡のようなことが実際に起きることがあるのだ」ということから、その「奇跡」を「奇跡で終わらせないために」統合医療への道に進まれたそうです。

慶應義塾大学病院に入院していたお父様が、余命宣告を受けたのは、宮川路子教授が医学部の1年生のころでした。そのため、同級生やクラブの先輩にも、お父様の奇跡の復活のことが伝わり、そのことから40年ほども経とうとするいま、当時のことを覚えている医師たちから相談を受けることがたびたびあるそうです。

最近、宮川教授の患者さんの中には、水素吸入器を、許可を得て病室に持ち込む方も増えているそうです。それはとりもなおさず、水素に対して理解を示す医師が増えているということでしょう。

悪性度の高い耳下腺がんも回復、91歳の今も執筆活動

宮川教授のお父様については、続きがありまして、腎臓がんから回復したから6年ほど経った85歳のときに、今度は悪性度の高い耳下腺がんになったそうです。

そうして、医学部の同級生だった今西順久医師（現在は国際医療福祉大学教授）に手術をお願いし、またしても奇跡的に回復したそうです。病理検査の結果、耳下腺がんの中でも最も悪性度の高い導管がんだったのですが、手術後、抗がん剤治療、放射線治療と並行して、水素療法、ビタミンC、ビタミンBの大量投与を行い、転移もなく現在に至っておられます。

お父様は、91歳になられますが、日々執筆活動に励んでおられるそうです。

宮川教授は、「エビデンスのないものはだめ」としないで、多くの研究に目を通していただきたいと、心から願っておられます。

第3章

長生きするもしないも糖化しだい

一般の「細胞糖化理論」、私の「細胞糖化理論」

甘くなくても糖で構成されている炭水化物もある

糖は人間を動かすエネルギーであり、人間は食べたもののなかの糖質をブドウ糖に分解し、エネルギーとして利用することによって生命を維持しています。

糖が入ってこなければ、体も脳も動かないので、行動することはもちろん、考えることすらできなくなってしまいます。糖はヒトにとって、とても「ありかたい栄養素」なのです。

その「ありかたい栄養素」の糖も、過剰に摂り過ぎると、逆に生命をおびやかす方向へと動き出します。体に糖を入れ過ぎる生活を続けていると、余った糖が凶暴な姿に変わり、老化や病気をじわじわと進行させるようになります。

糖は炭水化物を構成しています。食べたときに甘いと感じると、糖が含まれていると分かりますが、食べたときに甘いと感じなくても、糖が含まれていることもあります。ご飯などがそうですが、口の中でよく噛んでいると、ほのかに甘く感じてきます。炭水化物を構成している糖の数が1個のものは、単糖類と呼ばれています。2個のものは二糖類、2〜10個結合されたものは少糖類、それ以上のものは多糖類と呼ばれています。

単糖類……1つの単糖から構成されている炭水化物
　ブドウ糖、果糖、ガラクトース
二糖類……単糖が2つ結合したもの（少糖類に含まれる）
　ショ糖（＝スクロース、砂糖。ブドウ糖と果糖が結合）
　麦芽糖（ブドウ糖2個から成る）
　乳糖（牛乳に含まれる。ガラクトースとブドウ糖から成る）
オリゴ糖…単糖が3つ以上結合したもの。ただしはっきりとした定義がないため、単糖が2〜10個ほど結合したものを、一般的にはオリゴ糖と呼ぶ。ガラ

クトオリゴ糖、フラクトオリゴ糖など。オリゴ糖には整腸作用や腸内の善玉菌を増やす効果がある

多糖類1…消化性多糖類。結合する単糖の数が10個以上の糖類。単糖類や少糖類に比べて、消化や分解に時間がかかる。エネルギー源として代表的なでんぷんやグリコーゲンが含まれる

多糖類2…難消化性多糖類。ほぼ食物繊維と同義。こんにゃくのグルコマンナン、寒天のアガロース、果物のペクチンは、多糖類に該当する食物繊維。食物繊維には、整腸作用、血糖値の上昇を抑える作用などがある

糖にまつわるあれこれ

牛乳を飲むと、ほとんどと言っていいほど、お腹がゆるくなる人がいます。その人は、乳糖を分解する酵素が足りない人です。乳糖分解酵素不足による乳糖不耐症で、お腹がゆるくなるのです。

炭水化物は体内では、おもに血液中にブドウ糖の形で存在しています。その血液中のブドウ糖の濃度が、血糖値です。

食事をして血糖値が高くなると、インスリンが分泌されて、血糖値は低くなります。空腹になって血糖値が低くなると、グルカゴンなどのホルモンが分泌されて血糖値は高くなります。

そのようにして、血糖値は80mg/dℓから140mg/dℓの濃度に保たれています。インスリンの分泌量が少なかったり、感受性が悪くなったりすると調整がうまくできず、血糖値が高いままになってしまいます。それが糖尿病です。

私の細胞糖化理論は、細胞が糖化すると体が内側から蝕まれ、全身が朽ち衰えていく

老化促進物質・AGEsが溜まるのは、糖化がもたらす結果の一つであるというように、一般的には理解されています。また糖化については、糖を過剰摂取することにより、糖とタンパク質が結びつく、その結果AGEsが溜まると理解されています。

つまり、糖化とは、過剰に摂取された糖とタンパク質とが結びつき、老化促進物質・AGEsが溜まるということです。

それに対して私は、まず糖化は、糖によって細胞がコーティングされたような状態になる。それを漬け物状態なった「漬物現象」、ないしは佃煮のようになった「佃煮現象」であると表現したわけです。

ですから、老化促進物質・AGEsが溜まるのは、糖化（「漬物現象」「佃煮現象」）がもたらす結果の一つであるということです。

細胞が糖化すると、老化促進物質・AGEs溜まることも含めて、全身が朽ち衰え

ていく。体を構成する組織や血管がもろくなってしまう。体が内側から蝕まれていく。老化促進物質・AGEsが溜まるというのは、そのようなことになってしまう原因のひとつだということです。

糖化もテロメアの大敵です

AGEsについては、よくホットケーキのこげ目がとりあげられます。ホットケーキの糖とタンパク質が加熱されることによって、きつね色のおいしそうな焼き目が生まれます。まさしくそのおいしそうなきつね色の焼き目こそが、老化促進物質・AGEsだというのです。

ホットケーキの焼き目は、おいしそうであり、実際にもおいしいのですが、牛肉や魚を焼いたときのこげ目はどうでしょうか。

牛肉や魚（動物性タンパク質）のこげ目も、おいしくはないのですが、老化促進物質・AGEsです。そのおいしいもの、おいしくないもの、両方のAGEsが体内で増えると、さまざまなトラブルの原因となります。

次に、老化促進物質・ＡＧＥｓとテロメアについて、具体的に皮膚と血管から見ていきましょう。

健康的な表皮は28日で入れ替わる

若く健康的な表皮は28日で剝がれ落ちる

私たちの肌（皮膚）は、外側から表皮・真皮・皮下組織の3層で構成されています。表皮の厚さは、わずか0・2㎜ほどです。表皮と真皮が接するところには、「基底幹細胞（表皮幹細胞）」が存在しています。幹細胞ですから、「分化能」「自己複製能」をもっています。

基底幹細胞が分裂すると、基底層にとどまり続ける基底幹細胞になるとともに、角化細胞にもなります。角化細胞は、あとから分裂してできた細胞によって皮膚の表面に向かって押し上げられます。

角化細胞は、やがて寿命が尽きるとアカやフケとなってはがれ落ちます。基底幹細胞から分裂し、はがれ落ちるまでの時間は「ターンオーバー」と呼ばれています。

角化細胞が基底幹細胞から分裂し、剝《は》がれ落ちるまではおよそ28日間です。若く健康的な表皮のターンオーバーは、28日間ということになります。

肌のしなやかさエラスチン

皮膚のハリと弾力を維持しているのが真皮の厚さは、平均すると2㎜ほどで、表皮の10倍ほどです。

真皮は、「コラーゲン」という線維状のタンパク質が大部分を占めていて、網目状に張りめぐらされています。網目の中はゼリー状のヒアルロン酸などで満たされています。

コラーゲンやヒアルロン酸、エラスチンを生み出す細胞を線維芽細胞といいます。

コラーゲン、ヒアルロン酸については、よく知られていますが、エラスチンはあまり知られていません。扱い方が難しいからかもしれません。

エラスチンは、しなやかで伸縮性があります。曲げてもすぐに元に戻る「弾性線維」で、線維芽細胞のほかに、伸び縮みが必要な血管や肺などの組織で大活躍しています。

これらを含む線維芽細胞を生み出しているのは真皮幹細胞です。真皮幹細胞は、分裂すると1つは自身と同じ真皮幹細胞になり、もう1つは線維芽細胞になります。

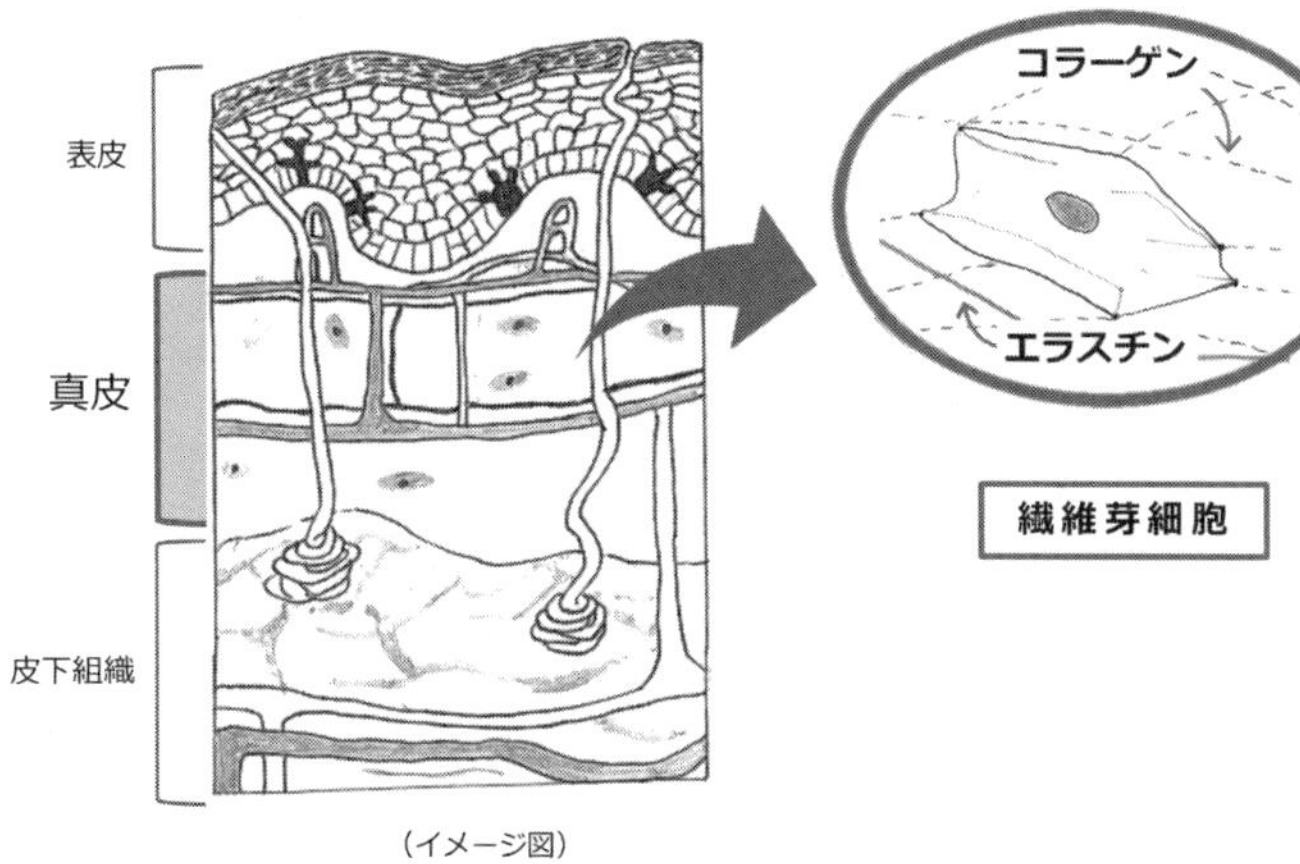

（イメージ図）

テロメアが失われる「末端複製問題」DNAの先端が剝き出しになってしまう「末端保護問題」

細胞が分裂増殖するには、細胞自身のDNAを複製する必要があります。しかし、複製するたびにDNAの両端にあるテロメアが失われます。「末端複製問題」が起きるわけです。

細胞が分裂増殖するたびに両端にあるテロメアが失われるということを、「テロメアの短縮化」「テロメアが短くなる」「テロメアが縮む」などと表現しています。

テロメアは、もともと染色体の末端を保護する役割を持っているのですが、短縮が限界に達するとDNAの先端が剝《む》き出しになってしまいます。これは「末端保護問題」呼ばれています。DNAの先端が剝き出しになると、細胞は分裂増殖できなくなり、「細胞の老化」「老化細胞」となります。このことからテロメアは「細胞の時限装置」とも呼ばれています。

酵素テロメラーゼに守られて、がん細胞は無限に分裂を繰り返す

がん細胞は半ば無限に細胞分裂をし、どんどん大きくなっていくということを聞かれたことがあると思います。それは本当ですが、なぜそのようなことになっているかというと、がん細胞のなかで、テロメラーゼというテロメア合成酵素が活性化しているからです。

がん細胞は、酵素テロメラーゼの働きによって、テロメアが短くなることはありません。短くなることのないテロメアに守られ、がん細胞は安定して維持され、半ば無限に分裂を繰り返し、どんどん大きくなっていきます。

そうであるならば、酵素テロメラーゼを育てれば、正常細胞も元気に「半ば無限に分裂を繰り返して」いけると考えがちですが、これはそうはいかないようです。テロメアとテロメラーゼには、もっと複雑な入り組んだ関係があるようです。

加齢とともに表皮幹細胞の数が減ることはわかっていますが、なぜそのようなことになるのかは、分かっていません

酵素テロメラーゼは、がん細胞のテロメア維持のみならず、「免疫と老化」が関わる病態形成にも深く関与している可能性が指摘されています。

その細胞の持ち主が健康で正常な状態であれば、その人が生きている限り、細胞は分裂増殖できます。しかし、強いストレスなどにより、新しい細胞の補充に追われ、テロメアが短くなるのを、テロメラーゼが修復しきれなくなると、テロメアは短くなって、ついには細胞分裂できなくなってしまいます。

テロメアの短縮が起こらなくても、日々のダメージが蓄積したり、酸素や栄養が細胞に行き渡らなかったりすると、幹細胞の機能は低下します。DNAがなんらかの理由により損傷しても、細胞が老化することもあります。

表皮幹細胞の数が加齢とともに減ることはわかっていますが、なぜそのようなことになるのかは、分かっていません。

シワやたるみは「肌の老化」のサイン

表皮幹細胞の数が減れば、当然ターンオーバーは遅くなり、角層がどんどん厚くなります。そうなると、化粧品などで外から水分などを補っても、水分が表皮に行き渡らなくなります。肌はかさかさになり、バリア機能が低下します。するとと内外の刺激をモロに受けてしまい、肌荒れなどのトラブルが起きやすくなります。

真皮幹細胞も同様です。細胞の数が減れば、真皮における細胞の入れ替わりがとどこおり、老化した線維芽細胞が蓄積します。そのことにより、コラーゲン、ヒアルロン酸、エラスチンの産生がうまくいかなくなります。

その結果、シワやたるみができ、それが「肌の老化」のサインになります。

高血糖と肥満により糖化にも慢性炎症にも

細胞の老化がさまざまな病気のもとになる

血管の内側には血管内皮細胞という細胞があり、1つの層のようになっています。血管内皮細胞は、血圧や血流の変化に対応し、血栓ができるのを防いだり、動脈硬化を予防したりしています。

この血管内皮細胞の修復・維持を担っているのが、血管内皮幹細胞です。血管内皮細胞に傷がつけば、血管内皮幹細胞が分裂し、一つは内皮細胞となって傷ついた部分を修復し、もう1つは幹細胞となって次の出番に備えます。

それが、加齢、高血圧、喫煙、糖尿病などによってダメージを受けると、血管内皮細胞はひんぱんに分裂増殖せざるを得なくなります。さらにそのダメージが常態化すると、テロメアはどんどん短くなり、あっという間に老化してしまいます。

そうなれば、血管そのもののはたらきが衰え、動脈硬化や脳、心臓の血管障害が起きやすくなります。

細胞老化が毛髪で起これば白髪や薄毛に、免疫系の細胞で起これば病気になりやすくなります。

膵臓で起これば、インスリンの分泌が正しく行われず、やがて糖尿病に行き着くことになります。

血糖値を下げるホルモンはインスリンしかない

糖化は骨でも起こります。骨の体積のおよそ50%はコラーゲンでできています。コラーゲンはタンパク質の一種です。骨で糖化が起こってAGEsが蓄積すると、骨は過度に老化してキャラメル色になり（比喩ではなく、本当にキャラメル色になります）、もろくなります。

このほか、AGEsが目に蓄積すると白内障の原因になります。冠動脈や脳の血管に蓄積すると心筋梗塞や脳梗塞の原因になります。

ＡＧＥｓの蓄積によって体のあちこちでトラブルが起これば、組織や器官の修復維持のために細胞は分裂増殖を余儀なくされます。分裂増殖をくり返せばテロメアはどんどん短くなり、老化細胞が増えます。老化細胞が体内に長く居すわれば、炎症性サイトカインを産生し、慢性炎症につながります。

血糖が高い状態が続くほど、ＡＧＥｓが体内で産生される量が増えることがわかっています。血糖値とは、血液中のブドウ糖（グルコース）の濃度のことです。血糖値が高い状態を放置するとＡＧＥｓが増えるだけでなく、糖尿病になる可能性が高まり、すでに糖尿病のヒトは病態を悪化させます。

食事をすると、食べ物に含まれる炭水化物などが消化吸収されてブドウ糖になり、血液とともに全身に運ばれてエネルギーになります。そのため、健康な人であっても食後の血糖値は空腹時よりも高くなりますが、しばらくするともとに戻ります。

このとき、血糖値を下げる役目を担っているのが、すい臓から分泌されるインスリンというホルモンです。私たちの体には血糖値を上げるホルモンは複数ありますが、下げるホルモンはインスリンしかありません。

このインスリンの分泌量が少なかったり、反応が悪かったりすると、糖尿病と診断されます。

血糖の高さと肥満という2つの要因

血管は全身に張りめぐらされています。動脈や静脈のような太い血管は、本数からするとわずかであり、99％は毛細血管です。

毛細血管は、酸素と結びついたヘモグロビンがやっと通れるくらいの幅しかないのですが、そこをブドウ糖と結びついたヘモグロビンが通ると、そのたびに血管内皮細胞が傷つきます。

傷ついた血管内皮細胞は、炎症性サイトカインを分泌

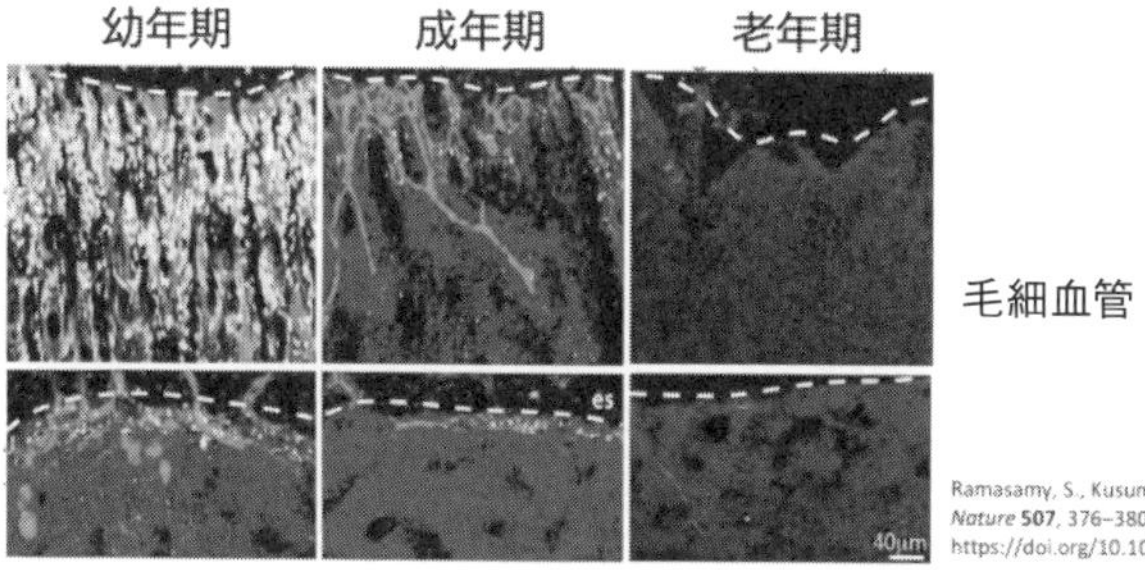

Ramasamy, S., Kusumbe, A., Wang, L. *et al.* *Nature* **507**, 376–380 (2014). https://doi.org/10.1038/nature13146

し、これが常態化するとすぐに慢性炎症になります。

さらに、糖尿病の人は肥満体型の人が多く、肥満体型の人は全身で軽度ではありますが、慢性炎症を起こしています。

糖尿病の人は、血糖の高さと肥満という2つの要因により、糖化にも慢性炎症にもなりやすいのです。しかも、これはテロメアが酷使され、細胞老化進んでいる状態にほかなりません。

第4章

酸化が老化を促進する

体を酸化させる活性酸素、フリーラジカル

水素が超毛細血管、超細気管支を助けている

急ぎ呼吸、大声を出したときの呼吸は、活性酸素を多く発生させる。
動物では亀の呼吸は1分間に5回前後。うさぎは1分間に30回前後。寿命の長さは呼吸回数に反比例している。

活性酸素による炎症が、超毛細血管の内皮細胞を侵す。
特にタバコ病は、ヤニによる超毛細血管の破壊・炎症が原因。

水素が超毛細血管の（内皮細胞）を助けている。同時に超細気管支を助けている。

フリーラジカルに電子を奪われる

酸化は、炎症、糖化とともにテロメアを短くしてしまう強敵です。細胞には、エネルギー産生工場のミトコンドリアがあり、細胞が取り込んだ酸素とグルコース（ブドウ糖）を使って、日夜ＡＴＰ（アデノシン三リン酸）を合成しています。

ＡＴＰは、すべての動植物および微生物の細胞内に存在するエネルギー分子であり、細胞の増殖、筋肉の収縮、植物の光合成、菌類の呼吸および酵母菌の発酵などの代謝過程にエネルギーを供給しています。

ミトコンドリアが生み出しているものは、ＡＴＰだけではありません。フリーラジカルや活性酸素もつくり出しています。あえてつくり出してはいないのですが、ＡＴＰをつくり出す過程で、できてしまうのです。フリーラジカルや活性酸素が必要以上に増えると、からだにとって非常に有害です。

すべての物質は「原子」から成り立っていて、原子がいくつか結合し、安定した形になったものが「分子」です。通常、分子の中の電子は、２個で１ペアとなっていいます。しかし、なかには電子が1個だけというものもあり、それがフリーラジカル、活性酸素です。

フリーラジカルや活性酸素は、そのままでは不安定なので、ほかの分子から電子を奪ってペアになろうとします。そうしてフリーラジカルに電子を奪われた分子は、今度は別の分子から電子を奪おうとします。それがずうっと続きます。

抗酸化防御を活性酸素の産生が上回ると酸化ストレスになる

活性酸素も、フリーラジカルと同じように非常に不安定で、ほかの分子から電子を奪おうとするのですが、活性酸素とフリーラジカルは厳密にいえば別物です。活性酸素は酸素が変化したものです。

生物は、大気中の約20％の酸素を利用し、生命活動を維持しています。その酸素が外部からさまざまな刺激を受け、反応性が高くなったのが活性酸素です。

活性酸素は、細胞伝達物質や免疫機能として働く一方で、過剰な産生は細胞を傷害します。そのため生体内には、活性酸素の傷害から生体を防御する「抗酸化防御機構」というものが備わっています。その抗酸化防御機構を活性酸素の産生が上回ると、酸化ストレスとなります。

体に取り込まれた栄養素の多くは分解され、細胞の中にあるミトコンドリアで酸化されます（酸化的リン酸化反応）。この時、酸素は他の分子との間で自身がもつ電子を受け渡し、不安定な活性酸素に変わります。

活性酸素の多くは、抗酸化防御機構によって除去されますが、過度の運動や運動不足、偏った食事、喫煙などの不健康な生活習慣、慢性炎症などによって、活性酸素の生成と消去のバランスがくずれ、老化や老年病の原因となります。

ヒトを含めた哺乳類では、酸化ストレスにならない状態であっても、取り込んだ酸素の数％が活性酸素に変化すると考えられています。

活性酸素にはよい働きもある

活性酸素が過剰に産生され、酸化ストレスになると、老化が加速され、がん、生活習慣病発症の原因になることはたしかです。しかし、活性酸素にはよい働きもあります。

白血球から産生される活性酸素やスーパーオキシド、過酸化水素などは、体内の免疫機能や感染防御の重要な役割を担っています。細胞間のシグナル伝達、排卵、受精、細胞の分化、アポトーシスなどにも利用されています。

また、私たちが体内の恒常性を維持できているのは、抗酸化防御機構のおかげです。

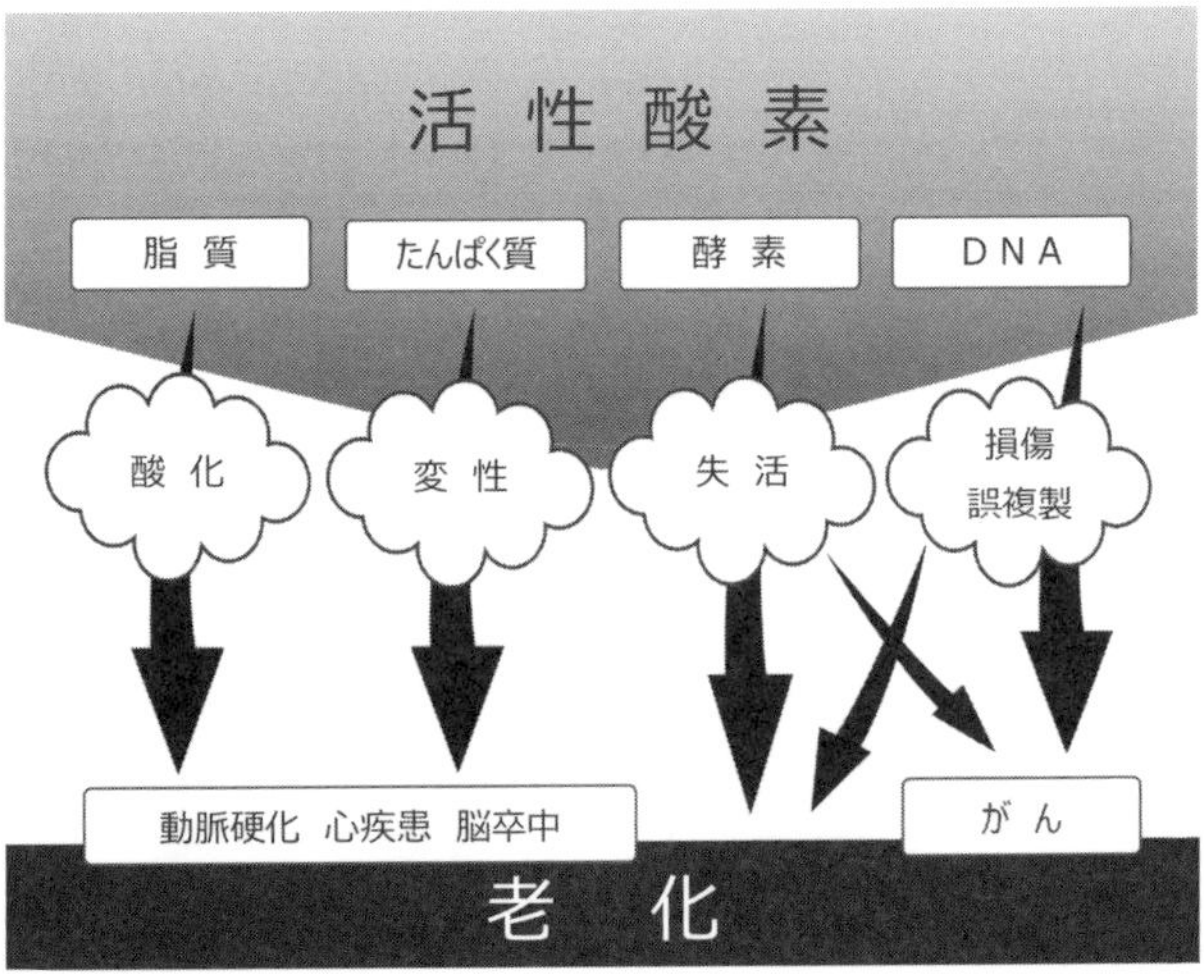

抗酸化防御機構には、活性酸素の産生を抑制したり、生じたダメージを修復したり、再生を促したりする働きがあります。

さらに抗酸化防御機構には、スーパーオキシドジスムターゼ、カタラーゼ、グルタチオンペルオキシダーゼなどの内因性の抗酸化酵素に加え、ビタミンC、ビタミンE、カロテノイド類、カテキン類など外因性の抗酸化物質も含まれています。

そうして、抗酸化防御機構と活性酸素の産生が複雑に作用し合いながら、生体内の抗酸化防御機構の状態と活性酸素の産生とが決まっていきます。

したがって、たんに活性酸素を消去すれば良いということにはなりません。

抗酸化作用は60代に4分1くらいまでに落ちる

抗酸化物質は、フリーラジカルや活性酸素に自らの電子を提供することで、酸化を防ぎます。抗酸化物質は電子を失っても安定しており、ほかから電子を奪ったりはしません。

そのような優れた働きをする「抗酸化物質」の抗酸化作用は、不規則な生活や加齢などによって低下するのですが、老化防止のためになにもしないでいると、20代のときの抗酸化作用を最大値100とすると、40代では50くらいに、60代になると25以下にまで落ちてしまいます。

これはあくまでも通常の状態ということで、不規則な生活をしていると落ち方は早くなります。睡眠時間が短くても、通常よりは落ちます。食べ物に気をつけていると、落ち方は緩やかになります。適度な運動をする習慣のあるヒトも、落ち方は緩やかになります。

体の酸化『体さび病』を2011年に刊行

体がさびはじめると老化物質を分解する能力も低下しはじめます

鉄でできた釘がさびるのも、切ったリンゴの断面が茶色なるのも酸化によるものです。さびた釘はもろくなり、変色したりんごはやがて腐ります。

同じことが、私たちの体内でも起こるので、そのことを私は「からだ錆び病」と名付け『体さび病』（白順社）という本を、2011年に上梓しました。

体のさびを防ぐには、まずはそれまでの食事の量を3割カットするくらいのことが必要かもしれません。さびが増えた体の体細胞は、酸素の取り込みが悪くなっていて、摂取したカロリーがエネルギーになりにくくなっているからです。

体内にあふれたカロリーの多くは、体のさびになります。血管がさび、体細胞に排泄物が蓄積されると、体細胞の活性が低下してしまいます。

私はそのさびる現象をＳＭＦ（スローミイラフェノミノン）、その産物をＳＭＰ（スローミイラプロダクツ）と名付けました。これが体の炎症のもとになり、炎症性サイトカインを誘発し、ラクナ梗塞（脳梗塞の一つ）になることもあります。目の障害、腎障害、動脈硬化、神経障害、および手足のしびれをもたらしたりもします。細胞の活性が低下し、体力を失うと、老化物質のホモシステインやアミロイドなどを分解する能力も失います。

中高年世代にお勧めの速歩

すでに体がさびてしまい、生活習慣病にまで進んでしまった人は、なんとしてでもさびを取り除かねばなりません。そのための有効な方法は、有酸素運動と無酸素運動を交互に行うことです。このことに関しましては、次の本で詳しく述べますので、ここでは経験のない方でもすぐにできる、とっつきやすい有酸素運動をご紹介します。

体力のある若い世代ならエアロビクスなどもいいのですが、40代以降の方々には速歩やゴキブリ体操のほうが適しています。

速歩のスピードは1分間に80ｍほどです。普段の歩くスピードよりやや速めで、少し息が弾む程度です。そして、歩くときに意識的に腹式呼吸をすることです。

呼吸は「2回吸い、3回吐く」を、歩きながら繰り返し行います。息を吐くときは口をすぼめ、ローソクの火を消すときのように、ゆっくりと息を吐き出していきます。

この運動により中性脂肪が分解され、遊離脂肪酸の形になります。歩く運動で筋肉に活用されて脂肪が減少するのです。

歩き始めて10～15分くらい経ってから、脂肪が燃焼しはじめますので、少なくとも30～60分程度の速歩が必要です。皮下脂肪よりも内臓脂肪のほうが燃焼しやすいので、週に2～4日のペースで速歩を数週間行えば体脂肪は減少します。

体脂肪を早くなくしたいと、体に過度な負担をかけるような運動をしてしまうと、体の中のブドウ糖が必要以上に使われてしまい、中高年世代の方では疲労が溜まってしまいます。

生活の中でほとんど運動をしていなかったとしたら、まずは運動ができる体作りを心がけましょう。せっかく健康になるための運動なのに、転んでケガをしてはつまりません。5分歩くだけで息が上がってしまう人は、まずは10分歩けるように努力しましょう。そうして、少しずつ距離と時間を延ばすのです。

脂肪が燃焼して筋肉が増えてくれば、自然と歩けるようになってきます。そうなれば、60分くらいは苦労なく歩けるようになります。

ゴキブリ体操

ゴキブリがひっくり返り、慌てて手足をもぞもぞ動かしているイメージ。体に負担をかけずにインナーマッスルを効果的に鍛えることができます。

1. 床とかベッドに仰向けに寝転がる。

2. 両足を上げ、交互に回転させる。自転車をこぐように動かすとやりやすい。同時に、両手は頭の上に持っていき、阿波踊りをするように動かす。

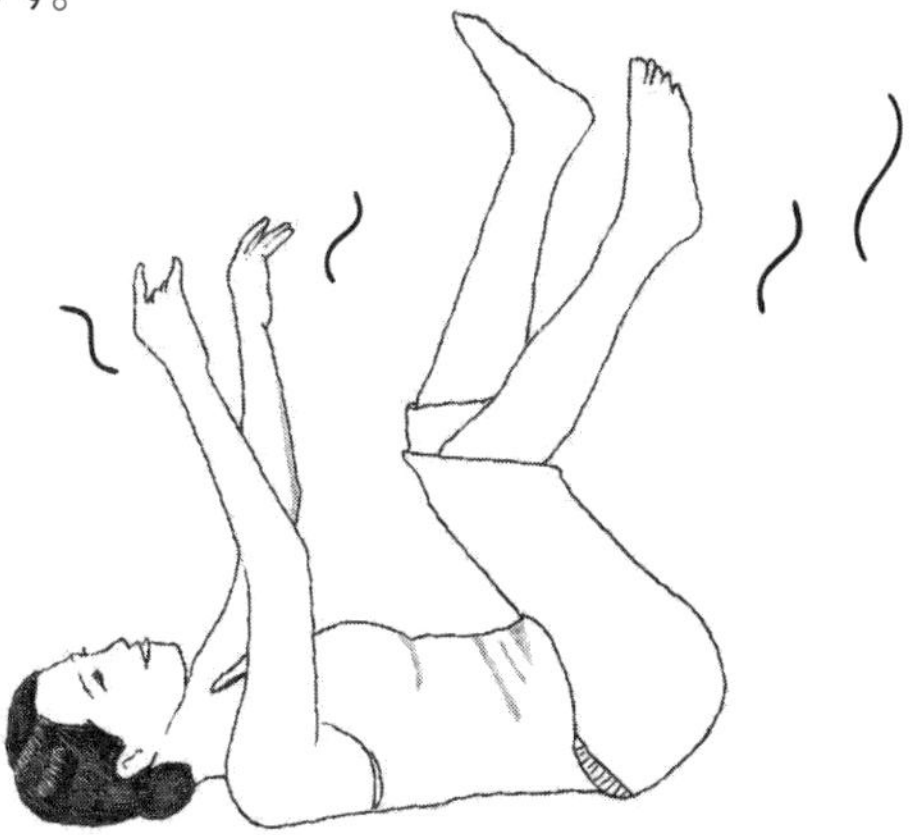

3. 足と手を同時に動かすのが難しいと感じたら、まず足を動かすことに集中する。足がだるくなってきたところで、次は手を動かすことに集中する。手がだるくなったら、また足を動かすことに集中する。そうして足と手それぞれを10回くらいずつ動かす。

ポイント

可能なら頭を少し持ち上げて行なうとより筋肉が鍛えられます。

食べ過ぎなのに「栄養不足よ、さようなら」粗食なのに「栄養満点、こんにちは」

体さび病は早く手を打たなければ命を縮める

体がさびているにも関わらず、自覚症状がないからと食生活を改善せずに、飽食や大食を続けたとしましょう。こういった食事はどうしても動物性脂肪を過剰に摂取してしまうので、高コレステロール傾向になりがちです。

その結果、体はさらにさび付いて、ついには脂質異常症（＝高脂血症）や動脈硬化（血管壁がボロボロになるほどの）を招いてしまいます。

動脈硬化が冠動脈にできれば心筋梗塞を招きます。心臓での発作が小さかったとしても、血栓が脳の血管をふさぎ、脳梗塞となることもあります。脳の血管に動脈硬化ができれば、脳梗塞になる可能性が高くなります。

心筋梗塞や脳梗塞は、命が助かったとしても、長いリハビリ期間が必要となり、体に障害が残ってしまうことも多々あります。

体のさびを放っておくと、自覚症状がないままに、どんどん体内をさびが浸食していくのです。体さび病には早めに処置しましょう。徐々にですが寿命が縮まります。

野菜と青魚を中心とした「栄養満点の粗食」

体のさびを取り除くことに、適度な運動とともに有効なのは、「栄養満点の粗食」です。「野菜と青魚を中心とした食事」がお勧めです。刺身、煮魚、焼き魚、緑黄色野菜、納豆、果物などを、意識的に食卓に乗せてください。これは、まずもって血液をサラサラにするためです。

血液をサラサラにする食事というと、粗食だとか「質素な食事」というイメージがありますが、「野菜と青魚を中心とした食事」は栄養価が乏しいわけではありません。血液や血管にいいものが豊富にあり、体のさびを少しずつ取ってくれます。ですから、質素どころか体にはとても贅沢なのです。

お肉にもいろいろありますが、だいたいが野菜のほうが安価です。外食するときも、肉料理となるとやはり高価です。だから栄養満点かというと、そうではありません。動物性タンパク質は脂質を多く含むので、食べるのは、週に2回程度がいいのではないでしょうか。

そして、食べるときは腹八分目から六分目くらいにしましょう。よく咀嚼することも大事です。一口に20回から30回程度噛むことを心がけると、自然とお腹は満たされます。

まずは糖の摂取を押さえること

糖分の摂りすぎを控えるとなると、お菓子を控えることから始める人が多いようです。お菓子には、だいたい糖分がたっぷり入っていますので、間違ってはいないのですが、糖分というのは、意外なところにずいぶん入っています。

本屋さんに行って料理の本をめくってみてください。レシピをみると、すべてといっていいくらいの料理に、かなりの量の砂糖が入っています。

自分で料理を作る場合は、糖分を加減できるからいいのですが、外食するときには、知らないうちにたっぷり砂糖を摂ってしまうことになります。コンビニやスーパーなどのお弁当にも、多くの糖分が入っていることを覚悟してください。砂糖にはものを長持ちさせる働きがあるので、作ってすぐに食べるわけではないコンビニやスーパーのお弁当には、どうしても砂糖を多く使ってしまうようです。

私は糖分が全部駄目といっているわけではありません。糖分は炭水化物の一種で人が活動するときのエネルギー源です。糖分は果物にも、野菜にも入っています。糖分を摂らないと生きてはいけません。

私は、必要以上に糖分を摂るべきではない、体をさびさせるほどの糖分を摂るべきではないと言っているのです。余分な糖分はグリコーゲンや脂肪に変えて貯蔵されてしまうので、体がさびなくても、肥満は免れません。その肥満が、やがて体をさびさせることにもなります。

現代の食事環境では、よほどしっかり意識しないと余分な糖分を減らすことはできません。たとえば清涼飲料水を冷やして飲むと、さっぱりしていい感じです。その清涼飲料水を温めて飲んでみてください。その甘さにびっくりすることでしょう。

500mlのペットボトルの清涼飲料水のパッケージに糖質3グラムと書いてあったとします。糖質3グラムというのは、スティックシュガー1本です。よく見ると「100ml当たり」と書いてあったりします。500mlのペットボトルだったら、その数値を5倍しないといけません。それだけ多くの糖分を、気づかずに体に入れているということになるのです。

こうして、意識しないうちに糖分を摂取してしまうのが、現代なのです。だからこそ、糖分については、お菓子を控えるだけではなく、よくよく意識しなければならないのです。

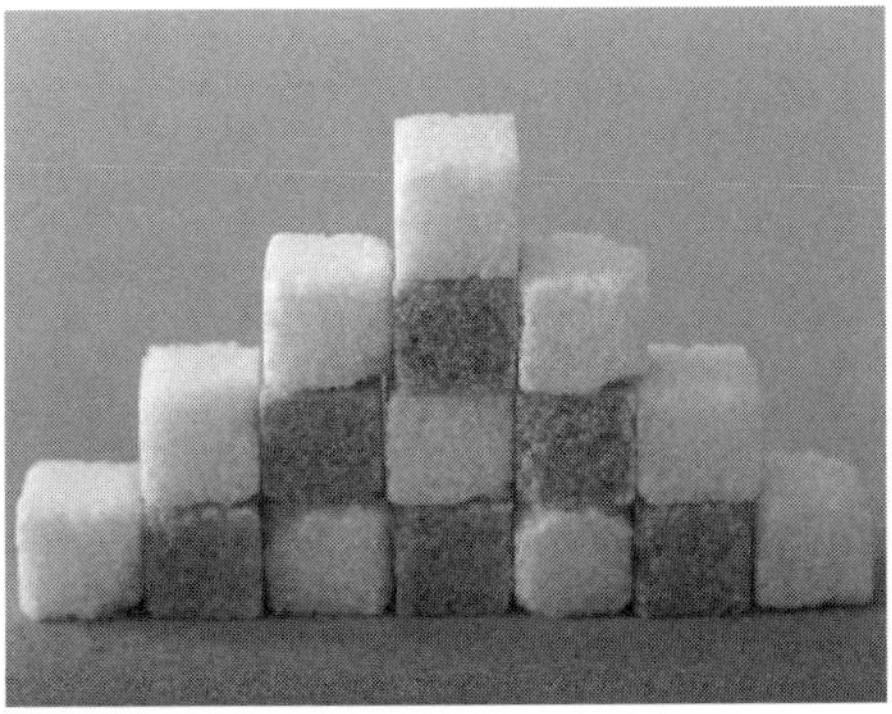

糖分過多の影響

ドリンクの種類	角砂糖相当	糖分
炭酸飲料 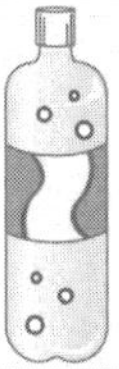	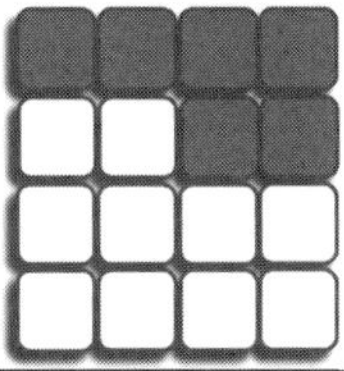	**10～16** 個 500ml 当たり 40～65 g
缶コーヒー 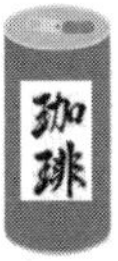	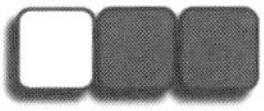	**1～3** 個 190ml 当たり 2～13.5 g
スポーツドリンク 	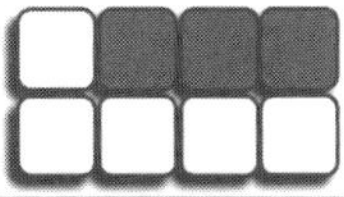	**5～8** 個 500ml 当たり 20～34 g
果汁100%ジュース 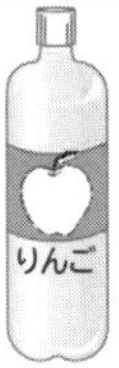	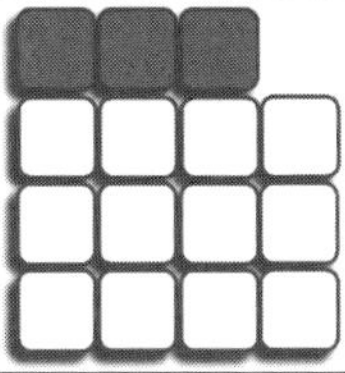	**12～15** 個 500ml 当たり 50～60 g

世界保健機関（WHO）の最新の指針によると、食事以外で１日に摂取してもよい糖分は１日の総カロリーの５％程度です。平均的な大人だと25ｇ程度。500ｍｌの炭酸飲料や果汁100%ジュースを飲むと、たった１本で１日の必要摂取量を超えてしまいます。

咀嚼をしっかりしよう

口の中でよく噛む咀嚼をしっかり行いましょう。

大食の人は多くの場合、早食いでもあります。恐らく、ほとんど噛まずに、ほぼ丸のみをしているのではないでしょうか。噛むことは脳の満腹中枢に食事をとっているという情報を伝える役目も持っています。早食いはあまり噛まないことが多いので（よく噛んでいると早食いはできない）、満腹中枢の反応が追いつかなくなり、いくら食べても満腹感がないため、大食はいっそう助長されてしまいます。

しっかり咀嚼をしていると、満腹中枢はしっかり反応してくれて、お腹がいっぱいになったことを、正常に知らせてくれます。

血糖のジェットコースター現象

咀嚼は肥満防止に有用で、かつ大切であることが、マウスを使った実験で明らかになりました。

マウスを二つの群れに分け、一方に硬いエサを食べさせ、もう一方に軟らかいエサを与えました。軟らかいエサを食べたマウスは大食で、食べる時間も早かったことが分かりました。当然、体重も大幅に増加しました。

硬いエサを食べさせたマウスは、しっかり硬いエサを噛むので、早食いも大食もできず、体重は増加しませんでした。

この結果は、そのまま人の食行動にあてはまります。早食い、大食しない人は、体重が増加することはありません。

早食いをすると、血糖が上がりすぎてたいへんだと、すい臓が慌ててインスリンを分泌するため、血糖が下がりすぎてしまいます。するとたくさん食べたのに、お腹が空いた感じになります。

これが血糖のジェットコースター現象です。

早食いにより血糖が急上昇

⬇慌ててインスリンを過剰分泌
⬇血糖が急降下
⬇血糖が下がりすぎる（お腹が空いたと感じる）

血糖のジェットコースター現象により、すい臓はへとへとになります。

しっかり咀嚼をすることが、早食い、大食を防ぎ、肥満防止にもなる

現代の食事には、軟らかいものがあふれています。軟らかいものは食べやすく、消化吸収が早くなります。たとえば、パンはお米ほど噛む必要がなく、飲み込むことができます。軟らかい食材だと咀嚼しなくても、胃に流すこともできます。

最近の子供達の顎が細いのは、柔らかいものばかり食べていて、噛むということをあまりしないからだと言われています。

肥満の人の80％が、噛み方が粗いという調査報告もあります。

咀嚼が肥満防止につながるメカニズムは、次のとおりです。

しっかり噛むと口の中の歯根膜から神経を通して、中脳、咀嚼中枢へと情報が伝達されます。さらに、咀嚼中枢から視床下部のヒスタミン神経系に情報が伝えられ、ヒスタミンが作られます。

このヒスタミンが肥満防止のポイントになります。

ヒスタミンが正常に分泌されれば、満腹中枢はお腹がいっぱいになったことを私たちに教えてくれます。これによって大食を防ぐことができます。

さらに、このヒスタミンは間接的に交感神経を活性化させて、末梢で脂肪（特に内臓脂肪）を分解させる作用があり、エネルギーを燃焼します。

ようするに、咀嚼をすることによって大食と早食いを防ぐだけでなく、肥満防止にもつながるというわけです。

唾液には驚きの効能がある

咀嚼をすることで唾液が多量に発生します。ご飯を一口食べて50回噛むと、口の中にたくさんの唾液がたまります。その唾液が体に良い働きをします。唾液に含まれる「唾液ホルモンのパロチン」には、次のような働きがあります。

骨や歯の石灰化を防ぐ
骨格の発育促進
血液中の白血球増加
皮膚や爪の細胞分裂の促進作用
整腸促進作用

そのほか唾液を粘っこくしている「糖タンパク質のムチン」は、食道や胃の粘膜を保護し、これらの器官の細胞のトラブルを防いでくれます。

さらに、唾液に含まれる「消化酵素のラクトベルオキシターゼ」には、活性酸素を除去する働きがあり、食品添加物や食品に含まれる農薬や環境ホルモンなどの有害物質をすばやく分解する働きもあります。

早食いすると唾液量が少なくなるため、こうした効果は期待できません。

現代人の咀嚼が少なくなった原因としては、食べるもの自体が軟らかくなったことがあるようです。食材そのものが軟らかくなるとともに、調理方法も軟らかくする方向に向かい、食事が全体的に軟食傾向になっています。

若い世代に顎関節症や顎偏位症が増えているのは、おそらくそのためです。丸飲みできる流動食のような食品ばかりをたくさん食べているからでしょう。

かつての日本人の食生活は、硬い食材が多かっことから、一口に20~30回、自然に噛んでいました。現代の食生活で、そこまで噛むのは難しいでしょう。しかし、咀嚼を意識することで、咀嚼回数は増えます。咀嚼回数が増えれば、体のさびが少しずつ消えていき、あなたの体内は改善されるのです。

よく噛むことは、簡単にできることであり、健康長寿に大きな効果があります。

慢性炎症、糖化、酸化は、相互に深く関係している

ここまで、炎症、糖化、酸化について説明してきました。すでにおわかりのように、慢性炎症、糖化、酸化は、それぞれが独立した現象ではなく、相互に深く関係しています。

たとえばウイルスや細菌などの感染により炎症を起こしているのであれば、治療を行って、原因となるウイルスや細菌などを除去することが先決です。それと同時に、肥満状態を改善し、きっぱり禁煙することも必要です。歯周病も炎症を起こす物質の分泌を促し、慢性炎症の引き金となるので、治療する必要があります。日頃の生活習慣を改善し、慢性炎症の引き金になる芽をこまめに摘み取りましょう。

糖化が気になる方は、食べ物などから取り込む老化促進物質・ＡＧＥｓを控えるようにしましょう。動物性脂肪を揚げたり、焼いたり、炒めたりした食べ物には、ＡＧＥｓが多く含まれています。

人工甘味料にも注意しましょう。人工甘味料は、ブドウ糖の約10倍の速さでタンパク質と結びつき、ＡＧＥｓ（老化促進物質）をつくります。もちろん摂り過ぎにも注意してください。

ＡＧＥｓの量を増やさないために、血糖値が上がりにくい食生活を送りましょう。主食を少なめに、野菜をたくさん食べましょう。野菜は最初に、よく噛んで食べましょう。

果物や野菜、それにオメガ3系の油であるアマニ油やエゴマ油には、非常に強い抗酸化作用があります。意識して食べ物から抗酸化物質を摂取しましょう。

フリーラジカルや活性酸素は、喫煙や紫外線、精神的なストレスなどによっても増えることがわかっています。思い切って禁煙し、紫外線を浴びないようにし、ストレス解消の方法を身につけ、酸化ストレスを防ぎましょう。

第5章

健康長寿（抗老化）時代の扉を開く新しい鍵

テロメア　細胞呼吸　毛細血管
自律神経　ホルモンバランス

「細胞老化は万病のもと」は本当か

細胞が老化すれば、細胞分裂の際にミスが起きやすくなる

血管の内側の血管内皮細胞は層のようになっていて、血圧や血流の変化に対応し、動脈硬化を予防しています。その血管内皮細胞の修復および維持を担っているのが血管内皮幹細胞です。

内皮細胞に傷がついたりしたならば、血管内皮幹細胞が分裂し、1つは内皮細胞となって傷ついた部分を修復し、もう1つは幹細胞となって、次の出番にそなえてスタンバイします。

加齢や高血圧、喫煙、糖尿病などにより血管内皮細胞へのダメージが常態化すると、血管内皮細胞はひんぱんに分裂・増殖せざるを得なくなります。そうすると当然テロメアは、どんどん短くなります。テロメアが短くなるということは、テロメアが老化

するということにほかならず、テロメアの老化は細胞の老化にほかなりません。

細胞が老化すれば、細胞分裂増殖の際にどうしてもミスが起きやすくなります。細胞の補充が追いつかなくなる危険性も高まります。そうなれば、血管そのものの働きが衰え、動脈硬化や脳、心臓の血管障害が起きやすくなります。

２０２１年には老衰が３位に顔を出しましたが、それまでの日本人の３大死亡原因は、がん（悪性新生物）、心疾患、脳血管疾患でした。

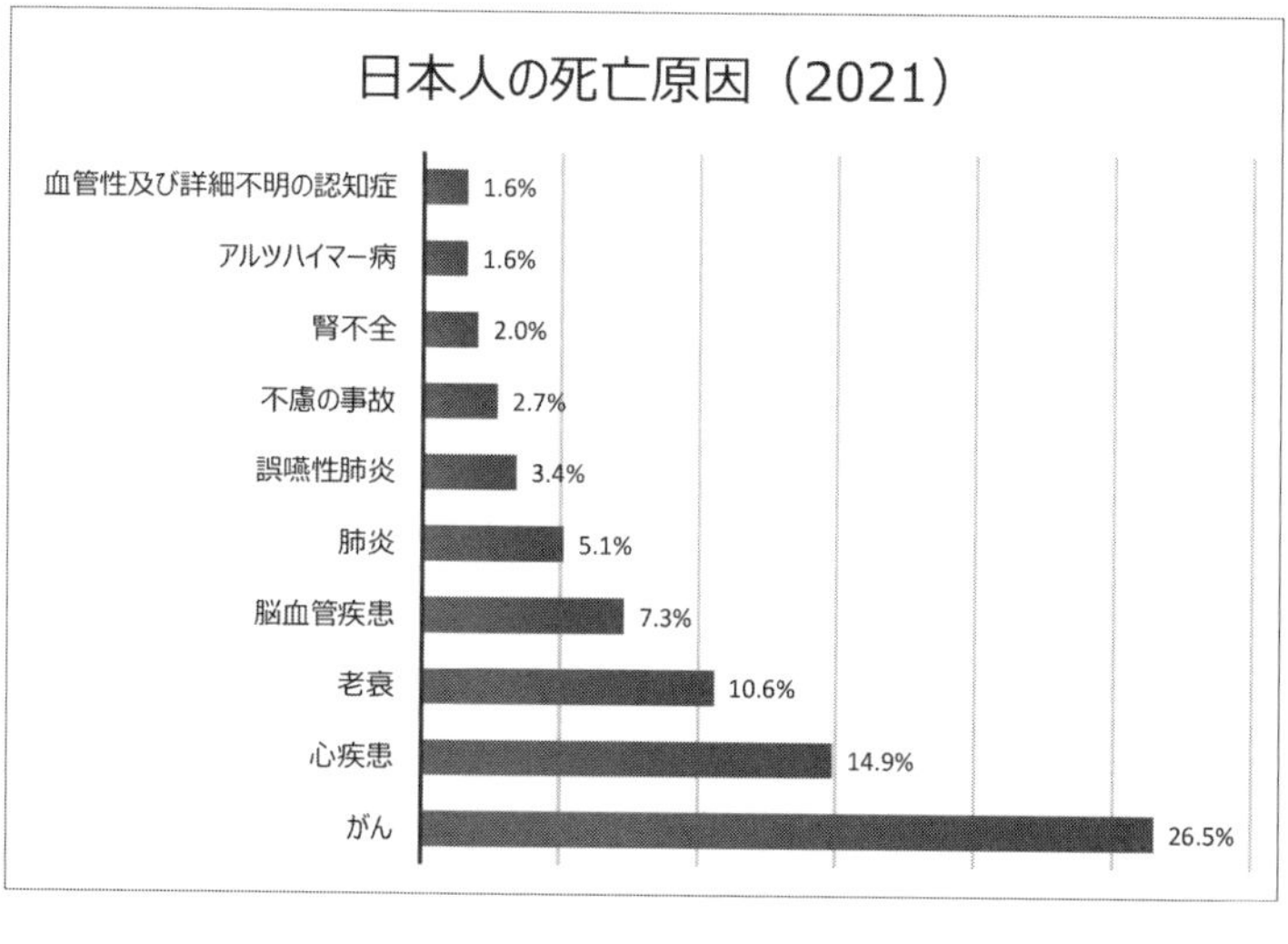

細胞は老化することで、異常な細胞となるのを防いでいる

細胞老化が毛髪で起これば白髪や薄毛に、骨の細胞で起これば骨粗鬆症や関節炎などを引き起こす危険性が高まります。すい臓で起こればインスリンの分泌が正しく行われずに、糖尿病になってしまう危険性が高まります。

細胞老化と老化の流れをよりくわしく説明すると次ページの図のようになります。

細胞の老化は、おもに私たちの健康長寿のために行っているようです。老化するほどではないときに、放射線や有害物質などによってＤＮＡがダメージを受けたり、がん遺伝子が活性化したりすることがあります。そうしたときに、細胞は老化することで、異常な細胞となったり、がん化するのを防いでいるのです。

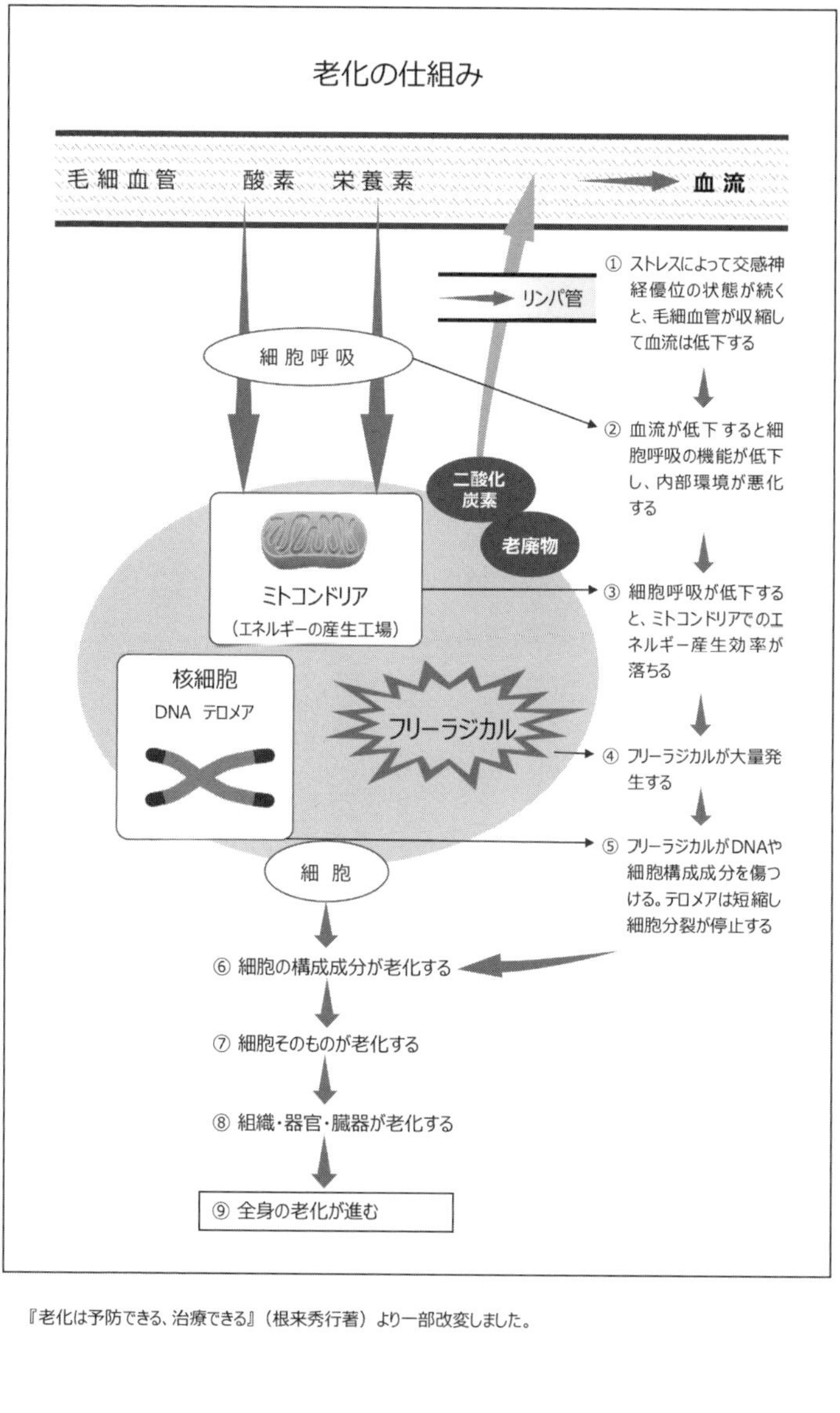

『老化は予防できる、治療できる』（根来秀行著）より一部改変しました。

全体に迷惑をかけないために、自ら死んでいくアポトーシス

細胞には2つの死に方があります。アポトーシス（細胞死）とネクローシス（壊死）です。

アポトーシス（細胞死）は、「異常な細胞になったり、がん化したりするのを防ぐ」ために、自ら老化して死んでいくので、「計画的な細胞死」「プログラム細胞死」とも呼ばれています。全体に迷惑をかけないために、みずから死んでいくというところが驚きであり、素晴らしいところでもあると思うのですが、この訳語だとそこのところは表現されていません。

話しは飛びますが、戦争中に台湾が飛行機で攻められ、日本人の飛行機が応戦するということがありました。日本人の飛行機は、撃たれてしまうのですが、それは都市の上空でのことでした。

パイロットは、パラシュートで逃げることもできたのですが、そうすると台湾の人々に迷惑がかかるということで、飛行機が墜落しても被害のないところまで、必死

で逃げたそうです。

そうして、力尽きて墜落し、死んでしまったそうです。

台湾の人は、それをつぶさに見ていたので、感謝して神社を建てました。

ネクローシス（壊死）というのは、アポトーシスのように、全体に迷惑をかけないために、自ら死んでいくということではない細胞の死です。

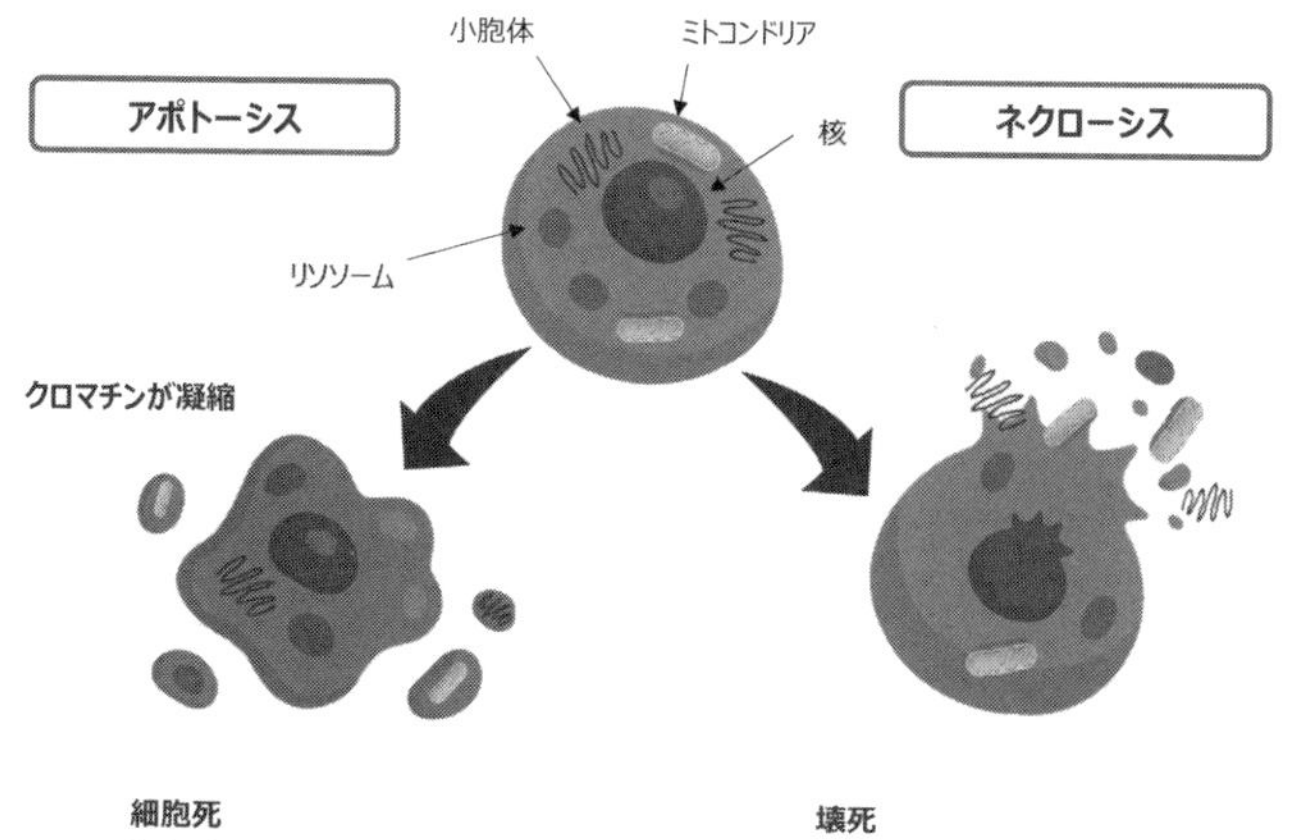

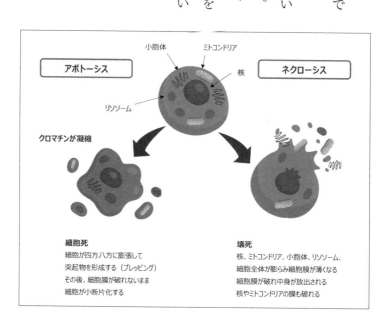

細胞死
細胞が四方八方に膨張して
突起物を形成する（ブレッビング）
その後、細胞膜が破れないまま
細胞が小断片化する

壊死
核、ミトコンドリア、小胞体、リソソーム、
細胞全体が膨らみ細胞膜が薄くなる
細胞膜が破れ中身が放出される
核やミトコンドリアの膜も破れる

「テロメアによって寿命が決まる」は本当か

テロメラーゼは抗老化の切り札となりうるか

老化細胞の研究はまだはじまったばかりで、不明な点が多々ありますが、テロメアの短縮が細胞の老化に大きく関わっていることは確かです。だとすれば、テロメアの短縮を防げば、健康長寿できるということだと、テロメアの短縮を防ぐテロメラーゼという酵素が、サプリメントで販売されているようです。しかし、現実は、そう簡単ではないようです。

テロメアが短くなるペースは、組織や器官ごとに異なります。特定の細胞のテロメアを修復することは、現時点ではできません。将来特定の細胞のテロメアを修復することができたとしても、そのようなことをしたらどこかで不具合が起きる可能性があります。

あるいは、テロメラーゼ以外にも、テロメアの長さをキープするような仕組みがあるかもしれません。

テロメアとテロメラーゼには、まだよくわからない点があります。テロメラーゼを活性化しさえすればテロメアの短縮を防ぐことができ、それによって細胞の老化、しいては個体の老化を確実に食い止められることができると、現時点では断言できません。

テロメアは「健康寿命の指標」と考える

ハーバード大学医学部客員教授の根来秀行博士は、テロメアは「健康寿命の指標」だと捉えておられます。私はこの意見に賛成です。根来博士のこの見解には、テロメアを適切に節約する生活を続ければ、健康寿命を延ばすことができる。「テロメアを適切に節約する生活」こそ、「人生100年時代、120年時代」の生き方だということがあります。

平均寿命から介護が必要な期間を差し引いた期間が健康寿命です。日本はもちろん世界随一の長寿国ですが、意外なことに日本人の健康寿命は、欧米に比べると短いのです。ということは、要介護の期間が長いということです。

私たちのからだの細胞は、つねに入れ替わっています。けがをしたり、病気をしたり、強いストレスがかかったりすると組織がダメージを受け、それを修復するために細胞分裂が繰り返されます。

細胞分裂が繰り返されればされるほど、テロメアが短くなっていきます。老化した細胞の一部は除去され、幹細胞によって新しい細胞が補充されますが、それが度重なると幹細胞が疲弊します。すると、老化細胞が増え、新しい細胞の補充がとどこおります。

けがや病気、強いストレスを防ぐことができれば、細胞分裂は減るのでテロメアが短くなるのも減速されます。

それが、「テロメアを適切に節約する生活」ということでしょう。

テロメアの長さは生活習慣で変えられる

テロメアの長さは、生まれつき決まっているようです。だからといって寿命も生まれつき決まっているということにはなりません。

1卵性双生児の兄弟のテロメアの長さは、生まれたときは同じですが、片方が成人になってから煙草を吸うようになると、テロメアの長さが変わり始めます。煙草を吸う人は、吸わない人よりもテロメアは5歳分短いということが言われています。

テロメアを長く保つには、生活習慣をどのように改善すればいいかというと、禁煙するとともに、まずは「炎症」「糖化」「酸化」をできる限り防ぐことです。

「炎症」「糖化」「酸化」をできる限り防ぐ。これは、健康長寿の要諦、抗老化のための実践課題と、まったく同じです。

「炎症」「糖化」「酸化」を、以上の視座から、次にもう一度見てみましょう。

テロメアを短くするものは、老化を促進するものと同じ

テロメアを短くする3大原因①炎症

近年、慢性炎症は、老化細胞と深い関わりがあると指摘されています。

慢性炎症は、炎症反応が低レベルなうえ、慢性的なので自覚されるということが、あまりありません。そんななかで、症状が進み、広がっていくので、いつのまにかさまざまな病気を引き起こしていたということになりがちです。

慢性肝炎では、軽度の炎症が数年間、ときには数十年間も続くことがあります。炎症は軽度なので、倦怠感、食欲不振、疲労などの症状があることもありますが、肝臓が深刻なダメージは受けることはありません。

ただし、C型肝炎ウイルスでは、炎症が長引いて重症化するケースがあります。

損傷した部分を修復するべく、頻繁に細胞分裂・増殖を行うので、テロメアが短くなって細胞の老化が進むとともに、遺伝子のコピーにミスが起こる確率が高くなり、がん細胞が発生しやすくなります。そうして、肝硬変や肝不全が肝臓がんへと発展することもあります。

老化細胞が増えると慢性炎症になりやすくなり、慢性炎症が起きると細胞の老化が進みます。2章でみたように、慢性炎症と老化は相互作用があるのです。

テロメアを短くする3大原因②糖化

糖化もテロメアの大敵です。最終糖化産物のＡＧＥｓは、老化促進物質でもあり、これが体内で増えると、さまざまなトラブルの原因となります。

私たちの体の血管や皮膚はタンパク質からできているのですが、そこに過剰な糖分がくっつくことによってタンパク質を劣化させます。それがシワやたるみですが、血管にあらわれると高血圧になります。心臓にあらわれると虚血性心疾患（狭心症、心筋梗塞）、脳にあらわれると脳血管疾患（図をご参照ください）になります。

シワやたるみから、虚血性心疾患、脳血管疾患にいたるまで、細胞分裂の老化がおもな原因だということになります。

ＡＧＥｓの蓄積によって、からだのあちらこちらでトラブルが起これば、組織や器官の修復・維持のために、細胞分裂・増殖が余儀なくされ、そのたびにテロメアが短くなります。老化細胞も増え、体内に長く居すわり、炎症性サイトカインを産生します。

そのことにより慢性炎症が起きます。これは糖化→炎症という流れですが、炎症、糖化、酸化は、

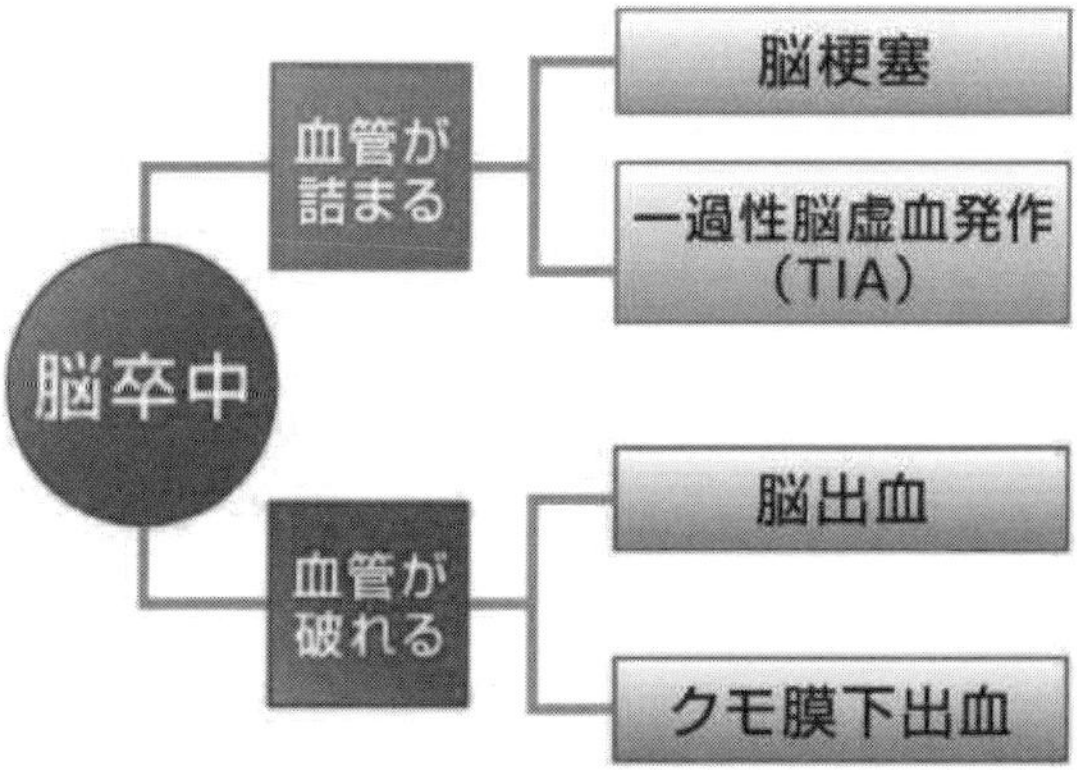

つながっているので、このようなことが随所で起きます。

さらに世界保健機構（WHO：World Health Organization）は、生活習慣病に加えて、慢性呼吸器疾患や神経精神疾患などを含む慢性的な疾患を、非感染性疾患（NCD：Non-communicable diseases）と定義し、医学・保健衛生上の重要な課題と位置づけていますが、その非感染性疾患の原因にもなります。

テロメアを短くする3大原因③酸化

からだには本来、フリーラジカルや活性酸素を退治する機能がそなわっているのですが、不規則な生活や加齢によって低下し、細胞が傷ついたり、不具合な細胞になってしまったりします。

それを修復・維持するために細胞分裂が促され、細胞分裂をすることになるのですが、そのさいにテロメアが短くなります。

また細胞が傷ついた場所では炎症反応が起き、長引くと慢性炎症につながります。

酸化→炎症という流れが起きるわけです。

さらに、フリーラジカルが遺伝子を傷つけることもあり、遺伝子が傷ついた細胞はがん化するリスクが高まります。

体内の酸化もテロメアが短縮するのを加速化させ、健康寿命を脅かす要因になるのです。

ミトコンドリアがエネルギーを生み出すそのプロセスが細胞呼吸

肺呼吸は2つある呼吸のひとつ

人によって食事の内容が異なるのに、血液の組成はほぼ一定しています。そのことに気づいたのは、19世紀のフランスの生理学者クロード・ベルナールです。ベルナールは、そのことにより「生理学の父」と呼ばれるようになりました。

その後、ベルナールのこの理論は、内部環境を一定に保とうとする「ホメオスタシス（恒常性）論」へと発展しました。

毛細血管やリンパ管がしっかり機能し、効率的な細胞呼吸が行われれば、内部環境はきれいに保たれます。しかし、これらのバランスが崩れると内部環境は乱れ、その状態が続くと、体調不良や病気につながります。

恒常性にとって、とくに重要なのは細胞呼吸です。通常、呼吸といえば、息を吸って吐く肺呼吸を思い浮かべますが、それは「外呼吸」という2つある呼吸のひとつです。

肺呼吸によって体内に取り込まれた酸素は、食事として取り込まれた栄養素とともに、毛細血管から全身の細胞へと運ばれます。細胞内に運ばれた酸素と栄養は、細胞内で待ち構えていたミトコンドリアによって、ATPというエネルギーのもとに変えられます。

そのミトコンドリアが酸素と栄養素からエネルギーのもとを生み出すプロセスが「細胞呼吸」です。

ミトコンドリアは、心臓や肝臓、筋肉、神経など、エネルギーを大量に必要とする組織に多く存在しています。

ミトコンドリアの劣化が
活性酸素、フリーラジカルを大量発生させ、テロメアを短くする

私たちの体はつねにエネルギーを消費しているのですが、エネルギーのもとであるATPは1秒以内に消費されてしまうので、ミトコンドリアは不眠不休で細胞呼吸を行い、ATPを生み出し続けなければなりません。ミトコンドリアは、じつに働き者なのです。

そんなミトコンドリアですが、作業効率が下がったり、数そのものが少なくなったりすることがあります。その原因は、喫煙、肥満、ストレス、加齢などです。肩こり、腰痛、シミ、シワ、たるみなどの多くは、ミトコンドリアの作業の低下が原因であることが多いようです。心臓や脳のミトコンドリアの作業の低下も起きることがあるのですが、そのときは深刻な事態になります。

ミトコンドリアの質が劣化したり、量が少なくなったりすると、アポトーシスが促されにくくなったり、促されることがなくなったりします。

すると、すみやかに除去されるべき異常細胞が、いつまでも体内に存在し続けてしまいます。異常細胞が長く居すわれば、炎症性サイトカインが放出され、慢性炎症へと発展します。

さらに、ミトコンドリアが劣化すると、テロメアを短くする3大原因の1つである活性酸素やフリーラジカルが大量発生します。活性酸素が慢性炎症の引き金となることは、すでに述べたとおりです。

全血管の99％を占める毛細血管が、60代には4割消えてしまう

酸素、栄養を運ぶのも、二酸化炭素、老廃物を回収するのも毛細血管

細胞呼吸ではなく、外呼吸である肺呼吸によって肺に酸素が到達すると、肺胞を取り囲む毛細血管内に酸素が入り、ヘモグロビンと結合して、血液に乗って全身へと運ばれます。そうして、酸素はヘモグロビンから切り離され、ミトコンドリアへ渡されます。

食べ物から摂取した栄養素は、そのままでは吸収されず、消化管で分解され、腸の毛細血管から血中に取り込まれ、毛細血管から細胞周辺を満たしている間質液に送られて各器官や組織へ届けられます。

毛細血管にはごく小さな穴が開いていて、酸素と栄養素が溶け込んだ血漿（血液の

細胞以外の成分）は、この穴を通じて血管の外にしみ出し、間質液と溶け合います。細胞の細胞膜にも穴が開いているので、この穴を通って、血漿が混じった間質液はじわじわと細胞の中へ入っていくというわけです。

毛細血管はすべての細胞の約0・03ミリメートル以内に存在していて、髪の毛の10分の1ほどの細さですが、私たちの血管の99％は毛細血管です。

二酸化炭素や老廃物を回収する

細胞呼吸の過程で排出された二酸化炭素や、各組織から出る老廃物を回収するのも毛細血管の役目です。二酸化炭素や老廃物は、酸素や栄養素の受け渡しとは逆になり、細胞間質液→毛細血管の順で回収されます。

毛細血管の血流が低下したら、免疫細胞が現場にたどり着けない事態となります。すると、けがや病気の回復が遅れ、多くのケースで慢性炎症を起こします。慢性炎症は「万病のもと」なので、さらに深刻な病気へと発展してしまう危険性があります。

毛細血管は1層の内皮細胞からできていますが、内皮細胞のまわりには周皮細胞がからみついています。周皮細胞は、血管を締めて中身が漏れないようにし、血管が傷ついたときには修復も行います。

その周皮細胞は、加齢により緩みます。すると血管の中身が漏れ出たり、血流が低下したりといったトラブルが発生します。何もしないでいると、トラブルは頻繁となり、やがて血液が流れていない「ゴースト血管」になってしまいます。

そのゴースト血管を、そのまま放置していると、やがて消えてしまいます。完全になくなってしまうのです。動脈や静脈の数

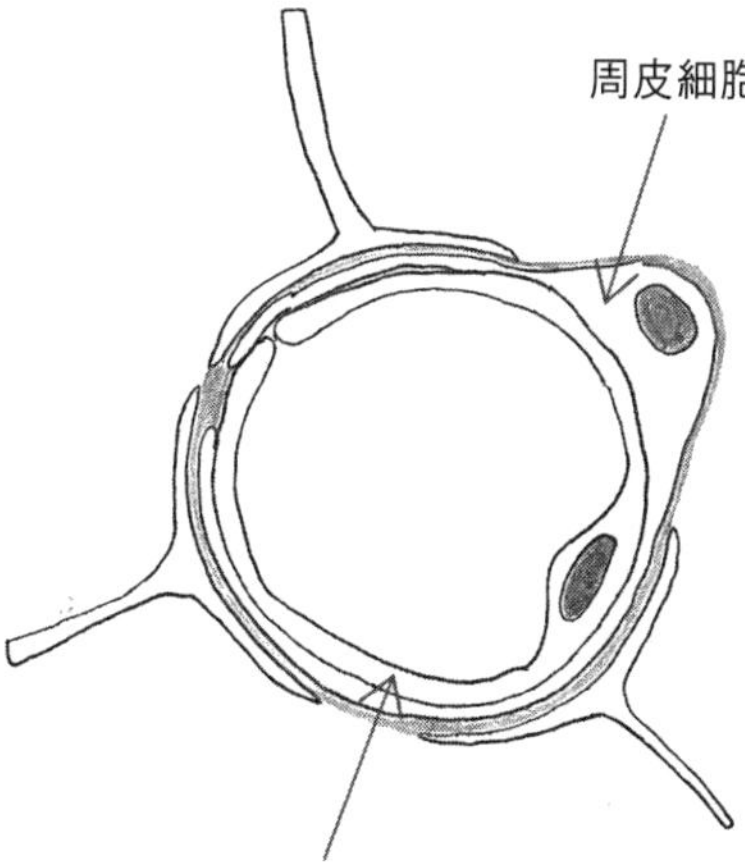

は生涯変わりませんが、毛細血管は加齢にともない、何もしないでいると年々減ってしまいます。60代の毛細血管の数は、20代に比べて6割ほどであり、なんと4割は消えてしまったのです。

血管がゴースト化したり、毛細血管が減ったりすれば、当然、その周辺の細胞には血液が流れ込まなくなります。もちろん酸素も栄養素も届きません。免疫細胞やホルモンも届きません。

それに二酸化炭素、老廃物も回収できなくなるので、老廃物が蓄積するいっぽうとなります。それらが、病気や老化の引き金となります。

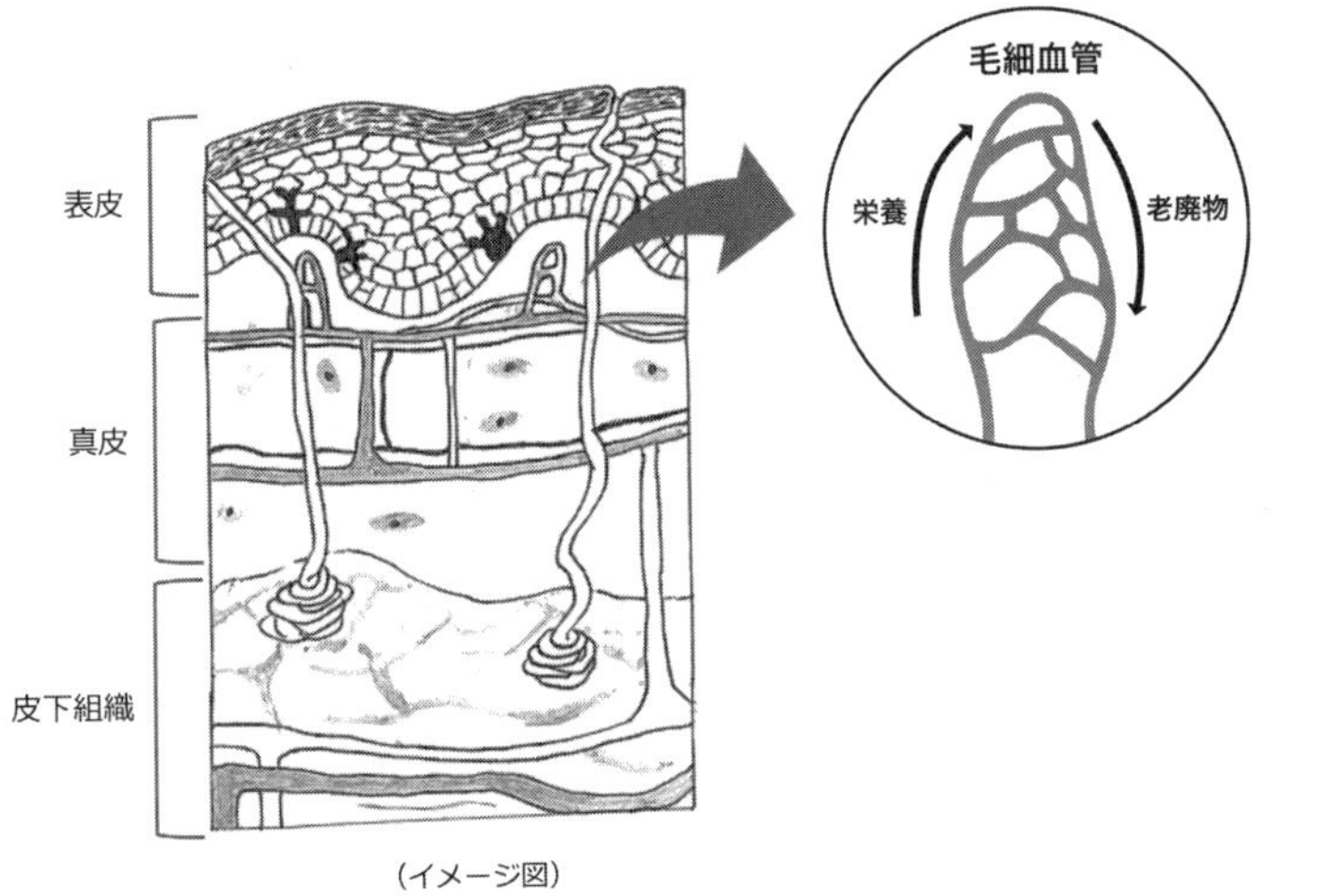

（イメージ図）

テロメアを縮め、老化を早めてしまうノルアドレナリン、コルチゾールの過剰分泌

ノルアドレナリンの過剰分泌がコルチゾールの大量分泌を招く

自律神経とホルモンは密接に関わっていて、脳内ホルモン（神経伝達物質）の1つであるノルアドレナリンは、交感神経が優位になると過剰に分泌されがちです。

ノルアドレナリンは、適度な分泌であれば、意欲や注意力、判断力、集中力をアップするのに役立ちます。しかし、過剰分泌されると興奮状態が続くことになり、不安や恐れが高まって、慢性ストレス状態になります。

ノルアドレナリンの過剰分泌は、「ストレスホルモン」とも呼ばれるコルチゾールの大量分泌を招来し、交感神経がますます優位になるという負のスパイラルが生じてしまいます。そのような状態では、ちょっとしたきっかけで過呼吸になったり、パ

ニック障害に陥ったりします。

私たちのからだには、ノルアドレナリンやコルチゾールの過剰分泌に対抗するセロトニンが備わっています。セロトニンは、感情をコントロールし、精神を安定させてくれます。

ノルアドレナリン、コルチゾールの過剰分泌は、テロメアの短縮を進める

脳はストレスを感じるとセロトニンを分泌します。セロトニンは全身をめぐり、必要な器官に毛細血管から届けられます。ところが、自律神経が乱れて血流量が減少していたり、毛細血管がゴースト化していたり、減っていたりすると、セロトニンが必要なところに届きません。するとノルアドレナリン、コルチゾールの暴走は止まりません。

ノルアドレナリンやコルチゾールの過剰分泌が止まらなければ、交感神経はますます優位になり、毛細血管はさらなるダメージを受けます。ホルモンバランスがいっそ

う乱れます。コルチゾールはテロメラーゼの働きを抑えることもわかっています。

ノルアドレナリン、コルチゾールの過剰分泌は、テロメアの短縮を進め、老化を早めてしまうのです。

維持できる交感神経と副交感神経が合わさった「自律神経の総合力（トータルパワー）」

日中は交感神経が優位、夜間は副交感神経が優位だがたくさんのストレスにさらされている現代人は乱れ気味

神経系は、中枢神経と末梢神経に分けられ、中枢神経は脳と脊髄からなり、全身に指令を送ります。末梢神経には、体性神経と自律神経があり、体性神経は、脳からの命令を受けて口や手足を動かし、皮膚でキャッチした「熱い」「痛い」などの感覚を脳に伝えます。

自律神経は、心臓の動き、胃腸の動き、呼吸の調節、体温の調節、ホルモンの分泌などをつかさどる神経です。体性神経が私たちの意志によって働くのに対して、自律神経は私たちの意志で働くことはありません。

また自律神経には、交感神経と副交感神経の2種類があり、2種類の神経は相反する働きをします。交感神経は、緊張したとき、ストレスを感じたとき、エネルギーを出すときなど、体を使うときに働きます。副交感神経は、リラックスしているとき、エネルギーを蓄えるときに働きます。

通常、日中は交感神経が優位に、夜間は副交感神経が優位になります。しかし、夜遅くまで活動することが多く、たくさんのストレスにさらされている現代人は、交感神経が深夜まで優位になりがちです。それとともに体内時計が乱れ、しかるべきときに副交感神経が優位になりにくくもなります。

交感神経が優位な状態は、緊張したり興奮したりしているのと同じ状態です。呼吸の回数が多くなり、毛細血管の血流が悪くなり、全身の細胞に十分な量の酸素と栄養が届かなくなります。

交感神経が優位になると、組織への血流量が減ります

毛細血管の手前には、前毛細血管括約筋があり、交感神経が優位になると、これが収縮して血管が細くなります。そのことにより、毛細血管に流れ込む血液の量が減少し、周辺組織への血流量も減ります。このような状態が続けば、細胞呼吸の効率はいちじるしく低下します。

自律神経は白血球とも連動しています。白血球は免疫細胞の中心で、異物や細菌などと戦って体を守り、役目を終えると活性酸素を放出しながら死んでいきます。

交感神経が優位な状態が長期化すると、白血球が過剰に増え、活性酸素を無毒化する酵素の働きが追いつかず、老化した細胞が増えます。老化した細胞が増えれば、細胞分裂が促され、テロメアの短縮化に拍車が掛かり、慢性炎症が引き起こされます。

副交感神経が優位になれば、心身ともにリラックスした状態になり、先述の前毛細血管括約筋がゆるむので、毛細血管およびその周辺組織への血流量が増えます。ウイルスやがん細胞と戦うリンパ球も増え、免疫力、自然治癒力がアップします。

ただし、副交感神経優位が必要以上に続くと、心身ともに「なまけモード」になってしまいます。リンパ球が増えすぎて、アレルギーを引き起こしやすくもなります。

落ちていく「自律神経の総合力（トータルパワー）」を維持することは可能

自律神経の交感神経と副交感神経が合わさった総合力は「自律神経の総合力（トータルパワー）」と呼ばれ、元気度や疲労度の指標になっています。交感神経、副交感神経ともに高く、安定している状態がベストなのですが、じつは10代がピークで、その後は緩やかに下降します。

男性は30代、女性は40代で「自律神経の総合力」は急下降し、以降10年単位で約15％ずつ下落していきます。だからといって、諦めてはなりません。「自律神経の総合力」が下がるスピードを遅くすることは可能です。

低いなりにバランスを整えることができれば、テロメアの短縮化は緩やかなものになります。それにともない内部環境は安定するので、「自律神経の総合力」が下がるスピードを遅くすることができます。

自律神経のトータルパワーを維持し、さらには向上させるには、まずは交感神経、副交感神経のバランスを上手にとることです。それに、正しい呼吸が大切です。さらに質の高い十分な睡眠が、とくに重要です。

正しい呼吸法と、なぜ質の高い十分な睡眠が重要であるかについては、次に述べます。

よい呼吸法は意外に簡単

よい肺呼吸（＝外呼吸）が、ミトコンドリアの細胞呼吸のアップにつながる

毛細血管と自律神経、そしてホルモンは、それぞれが密接に関わっているので、どれか1つが支障をきたせば、ほかの2つにも影響をおよぼします。それは、1つでも改善できれば、ほかの2つにもよい変化をもたらせるということでもあります。

そこで、まずは「よい呼吸法」「正しい呼吸法」をマスターしてください。ここで述べる呼吸は、肺呼吸（＝外呼吸）です。外呼吸が上手にできると、ミトコンドリアの細胞呼吸のアップにつながります。それが真の目的です。

ここで述べる「よい呼吸法」は、たった一つです。それもとても短いものです。ですが、それをご理解いただくための「能書き」が少々長くなっています。おそらく初めて聞かれる内容だと思います。少々長いのですが、どうか楽しくお読みください。

酸素をたくさん吸っても、細胞呼吸の効率は上がらない

横隔膜には自律神経のセンサーがあり、呼吸法で意識的に横隔膜をコントロールできれば、副交感神経が活性化してリラックス効果を得られます。すると、血管がゆるんで毛細血管に流れる血流が増え、ホルモンもそのはたらきを十分に発揮できるようになります。ふだん無意識にしている呼吸ですが、よい呼吸法を身につけることで得られるメリットは、はかり知れません。

よい肺呼吸法とは、「酸素をたくさん取り込む呼吸法」ではありません。いわんや深呼吸や、酸素バー、酸素カプセルを利用することでもありません。酸素をたくさん吸っても、細胞呼吸の効率は上がらないからです。

「血中の二酸化炭素濃度が低いと、酸素の引き渡しは行われない」がポイント

私たちの鼻と口は、空気の通り道である気管とつながっています。吸気が気管から

左右の肺に分かれて入ったところが気管支です。気管支の先は、さらに細かく分かれていて肺胞になります。

肺呼吸によって取り込まれた酸素は、気管、気管支、肺胞へと運ばれ、肺胞のまわりを取り囲んでいる毛細血管へ受け渡されます。毛細血管は、受け取った酸素を全身の細胞に運びます。

このとき、毛細血管の中で酸素を運搬するのがヘモグロビンです。ヘモグロビンは目的の細胞に到着すると、酸素を切り離してミトコンドリアへと引き渡します。しかし、このとき血中の二酸化炭素濃度が低いと、酸素の引き渡しは行われません。血中の二酸化炭素濃度が低いと、酸素が切り離しにくくなるからです。

ヘモグロビンの酸素解離曲線が、血液の温度やpH、炭酸ガス濃度によって移動する現象は、「ボーア効果」と呼ばれています。逆に言うと「温度の上昇、あるいはpHが下がったり、炭酸ガス濃度が上昇したりすると、酸素解離曲線は右に移動し、ヘモグロビンは酸素を解離しやすくなる」ということです。

血中の二酸化炭素濃度が低いために、ミトコンドリアに引き渡されなかった酸素は、ヘモグロビンと結合したまま血中を漂うことになります。これが、酸素はあるのに、細胞呼吸の効率が低下している状態です。

口呼吸が習慣になっていませんか

血中の二酸化炭素濃度が低くなる最大の原因は、おそらく「呼吸をしすぎた」ためです。大気中の二酸化炭素濃度は約0・04%です。一方、吐いた息の二酸化炭素濃度はおよそ5%です。

つまり私たちは、1回の呼吸につき、吸った二酸化炭素の125倍もの二酸化炭素を吐き出しているわけです。そのため、呼吸をすればするほど血中の二酸化炭素が減り、細胞呼吸の効率が低下するわけです。

ミトコンドリアに引き渡されなかった酸素の一部は、活性酸素になることもわかっています。ミトコンドリアに引き渡されて、エネルギーのもとをつくるはずの酸素が、活性酸素に姿を変えて細胞を傷つける側にまわってしまうわけです。

お待たせしました。「よい肺呼吸法」「正しい肺呼吸法」です。

口呼吸が習慣になっていませんか。口呼吸が多いと、どうしても呼吸が浅くなります。呼吸が浅いと、呼吸の回数が増える傾向にあります。すでにご説明したように、呼吸回数が増えると、血中の二酸化炭素濃度が低下し、血中の酸素がミトコンドリアに引き渡されにくくなります。細胞呼吸に支障が生じたり、できなくなってしまったりするのです。

口呼吸を減らしてください。できれば、止めてください。

深い呼吸にしてください。といっても深呼吸する必要はありません。普通に鼻呼吸をしますと、普通の深い呼吸になり、普通の呼吸回数になります。

健康長寿実現のこれからの切り札
質の良い睡眠によるオートファジー

私たちの体は、夜になると副交感神経が優位になり、「休息モード」になります。この間、体内では細胞レベルでの修復・再生が行われますが、修復・再生がもっとも活発に行われるのは睡眠中です。

といっても、寝ていれば、無条件に細胞レベルの修復・再生が行われるわけではありません。睡眠時間や睡眠の質によって、細胞レベルの修復・再生力は大きく変わります。

なにかと忙しい現代人は、睡眠時間を犠牲にし、4時間から6時間程度という方も多いのではないでしょうか。4時間から5時間だと「短時間睡眠」と言えるかもしれません。睡眠が体を休めるためだけであれば、それでもいいのですが、睡眠には細胞を修復したり、再生したりするということがあります。

「短時間睡眠」だと、体を休めることができても、細胞を修復や再生をするには時間が足りません。それらの作業が終わらないまま朝を迎えてしまう可能性大です。短時間睡眠が続けば続けるほど、修復できなかった細胞、再生できなかった細胞が蓄積されます。

必要な細胞の再生、必要な細胞の修復に要する時間は、7時間だと言われています。したがって理想の睡眠時間は7時間です。

7時間睡眠はテロメアにもよい影響を与えるようです。毎日7時間睡眠は難しいという方は、睡眠時間が不足した次の夜は早めに寝るなどして、3日平均7時間睡眠にするといいようです。3日以内に帳尻を合わせるといいということは、このことに関して実験を重ねてこられた根来秀行博士が述べておられます。

日本がトップランナーのオートファジー研究が１００歳超えの健康長寿時代を切り拓くか

大隅良典博士はオートファジー解明でノーベル生理学・医学賞を受賞された

７時間の睡眠中に細胞の再生、細胞の修復を行うことの原点を突き止められたのは、１９４５年福岡生まれの大隅良典《おおすみよしのり》博士です。大隅博士は、酵母の液胞に着目し、遺伝学的な手法を用いた研究を進め、オートファジーの仕組みを解明した功績で、平成28（２０１６）年に、ノーベル生理学・医学賞受賞され、同年文化勲章も受章されました。

オートファジーを一言でいうと、すべての真核生物（酵母、動植物など）に備わっている細胞内の浄化・リサイクルシステムです。細胞内の変性タンパク質や不良ミトコンドリア、病原性細菌などを分解して浄化することで、生体を守っています。

大阪大学大学院生命機能研究科の吉森保教授の愉快な大活躍

オートファジー研究を、大隅博士とともにやってこられた大阪大学大学院生命機能研究科の吉森保教授は、オートファジー遺伝子群同定による「オートファジー」のブレイクスルーを目の当たりにされました。

当時オートファジーは「自食作用」と訳されていて、一般には何のことか分からなかったので、「辞職作用」と命名されたそうです。細胞が自らやめてしまうということでしょうが、大隅博士が立ち上げられた「自食作用研究会」も、「辞職作用研究会」になったのでしょうか。

その後、少年ジャンプに「オートファジー」が登場したそうです。主人公の美食ハンターは、空腹になると彼の特別な細胞（グルメ細胞というそうな）でオートファジーが誘導され、その結果エネルギーを得て敵を倒すという内容だそうです。

それを、少年ジャンプを愛読している大学院生が「先生、オートファジーが大変なことになっています」と息せき切って見せに来たそうです。

この漫画には「オートファジー（自食作用）：栄養飢餓状態に陥った生物が自らの細胞内のたんぱく質をアミノ酸に分解し一時的にエネルギーを得る仕組みである」と正確な解説が付いていて感心したそうです。

この漫画は、海外での講演で毎回紹介するほどの吉森保教授のお気に入りになったそうです。Manga はいまや国際語になっていて、少年ジャンプは３００万部近くも売れているので、『Nature』や『Science』とは比べ物にならない影響力だ、というようなことを、ハーバード大医学部で述べられたそうですが、爆笑となり、拍手喝采だったそうです。

オートファジー研究を続けておられる吉森保教授は、「伊勢神宮は20年に一度式年遷宮をしているので、１３００年経つのにピカピカだ」と言っておられます。オートファジーによって、細胞が「式年遷宮」をしたようなことになれば、健康長寿は１００年どころではないことになるのではないでしょうか。

適度な運動はテロメアを長く保つ

運動は慢性炎症、糖化、酸化を解消する

肥満は、慢性炎症、糖化、酸化ストレスに深く関わっています。したがって、体重を適正範囲にキープできれば、慢性炎症と糖化のリスクを、ともに低減できます。さらに、近年、抗炎症作用をもつ「マイオクチン」というホルモンが注目されていますが、これは運動することによって分泌されるホルモンです。ということは、運動そのものに抗炎症効果があるということになります。

それに、よく知られているように、運動をすれば糖がエネルギーとして使われるので、血糖値を下げることができ、このことからも肥満解消につながります。

運動をすると一時的にフリーラジカルが増えるので、悪いことのように思われることもありますが、それはあくまでも「一時的」です。

運動によって大量の酸素が取り込まれ、その一部がたしかにフリーラジカルになるので、運動の初期にはフリーラジカルが増えます。しかし、驚いた体は、これは大変だと抗酸化物質を大量に産出します。

そのことにより、多くのケースで抗酸化物質の勢力がフリーラジカルの勢力を上まわり、フリーラジカルの多くは消えてしまい、酸化ストレスも解消されてしまいます。

内部環境の観点からも、運動は非常に重要です。

呼吸に使われる筋肉である「呼吸筋」は、「遅筋（赤筋）」と「速筋（白筋）」という2種類の筋繊維で構成されています。

このうち、呼吸筋の大部分を占めているのは遅筋です。遅筋は、水泳、ジョギング、ウォーキングなど有酸素運動が得意です。有酸素運動によって呼吸筋の細胞に酸素がたっぷり送り込まれれば、遅筋のミトコンドリアが活性化して数も増えます。すると細胞呼吸の効率が上がり、内部環境の安定につながります。遅筋は、マグロのような赤い筋肉で、長時間動き回ることには向いていますが、瞬発力発揮は苦手です。しかし、ミトコンドリアが豊富で、細胞呼吸によってたくさんのパワーを得ることができます。そのこともあって、くり返し収縮しても疲弊しにくいという特徴があります。

速筋は、白魚のヒラメのような筋肉です。瞬発力を発揮します。筋繊維の内部にグリコーゲンがたくさん貯えられていて、瞬発的な筋収縮が必要な時に、酸素なしでグリコーゲンを分解し、収縮エネルギーに変えます。酸素なしで筋収縮を起こさせるため、おもに速筋を使って行う運動を無酸素運動と呼んでいます。

このように、運動によってテロメアを短くする原因が取り除かれ、内部環境が整えば、テロメアを「ムダ使い」せずにすみます。また、運動はからだにストレス反応とともに回復反応も起こします。運動によって使われた筋肉は炎症反応を起こしますが、同時にオートファジー、アポトーシスという現象も起き、不要な細胞を取り除くのです。

運動後にも、しばらくは不要な細胞、残骸のクリーニングが継続することもわかっています。そのため、運動前よりも元気になり、健康になるのです。

人類の歴史から見て物凄く異常な、これほど運動が減っている現代人

本書では、健康長寿の視座から、慢性炎症、糖化、酸化を取り上げ、さらにテロメア、オートファジーの観点から、健康長寿を捉え返してきましたが、そのすべてに運動が顔を出しました。

「適度な運動」と「適切な食習慣」の2つは、いまや生活習慣病対策の常識のようになっていますが、「適度な運動」には、それどころではない深く重要なものがありそうです。

振り返れば、現代人と同じグループの新人類（現生人類）が登場したのは20万年も前のことです。新石器時代が始まったのは紀元前8千年から紀元前6千年あたりです。

そのころは、もちろん何の乗り物もなく、座って本を読むことも、事務仕事、パソコン操作をすることもなかったので、現代人と同じグループの新人類は、おそらく1万年、あるいは20万年間ものあいだ、ほぼ一日中歩きまわっていたのではないでしょうか。

馬が飼われるようになったのは、6000年ほど前ですが、当初は物を引かせたり、肉や乳を利用したりしていたようです。

その後に、馬に乗るようになったようですが、馬は馬具がないと乗るのが大変なので、それ以前にロバ、ラクダ、ゾウにも乗るようになったようです。

人間が馬に乗り始めたのは3000年から4000年ほども前のことです。といっても、みんなが馬に乗ったわけではなく、馬に乗ったのはごく一部であったでしょう。

日本に鉄道が登場したのは、1872（明治5）年のことです。鉄道ができたからといって、これもみんながすぐに利用したわけではないのですが、わずか151年前です。

私が若い頃、1駅や2駅は歩くのが当たり前でした。若い人は特にそうでした。

そのように振り返ると、現代が人間にとってとても特別な時代であるという気がしてきます。これほどまでに体を使わない時代は、なかったのではないでしょうか。

食べるもの、食事も大きく変化してきていますが、運動ほどではないでしょう。

「適度な運動」と「適切な食習慣」が、生活習慣病対策の2大要素ですが、「適度な運動」のほうが、途方もなく大きいように思われます。「適度な運動」とは、どれくらいの強度なのか。1万歩はシルバー世代には多すぎるという声も聞かれますが、現代人の各世代の「適度な運動」も含めて、次の本で考えてみたいと思います。

参考文献

『Life Span 老いなき世界』デビッド・A・シンクレア
『最強の水素術』宮川路子
『生命を守るしくみ　オートファジー』吉森保
『老化は予防できる、治療できる』根来秀行
『「老いなき世界」へ』周東寛
『酸素力&ミトコンドリア　健康長寿の原点』周東寛
『新ミトコンドリア実臨床』周東寛
『老化は治せる病気』笠井忠夫　周東寛（著・監修）
『新粒線體 臨床實驗』周東寛
（台湾語版は、南越谷健身会クリニック、駅ビル医院「せんげん台」の売店でお求めください）

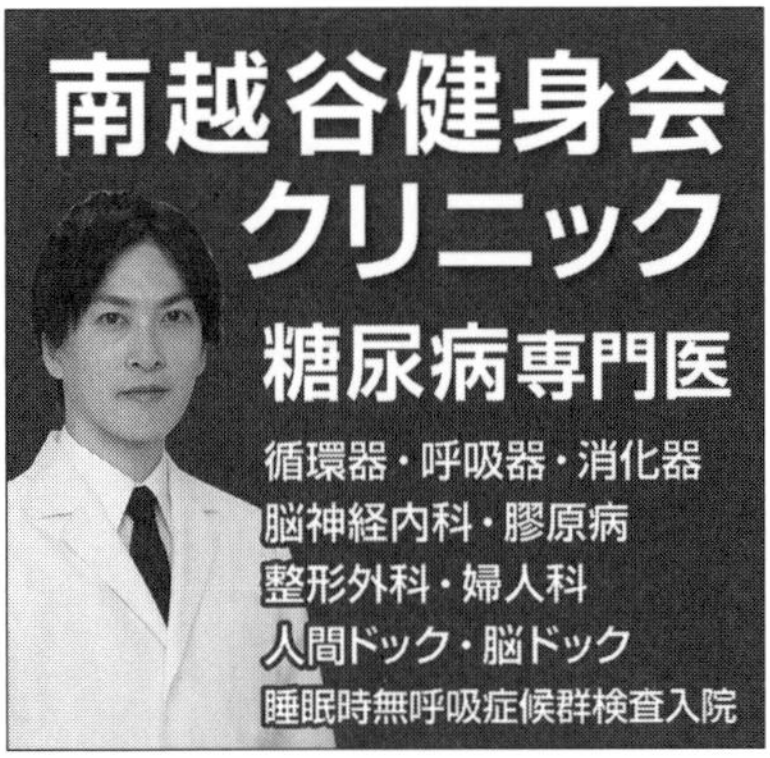

周東佑樹院長

健康長寿時代の新しい鍵

慢性炎症　水素　テロメア　細胞呼吸　オートファジー

２０２３年１２月１２日 初版第１刷発行

著　者　　周東　寛

発行所　　ＩＣＩ．アイシーアイ出版
東京都豊島区千早３-３４-５
TEL&FAX ０３-３９７２-８８８４

発売所　　星雲社（共同出版社・流通責任出版社）
郵便番号１１２-０００５　東京都文京区水道１-３-３０
TEL ０３-３８６８-３２７５　FAX ０３-３８６８-６５８８

印　刷
製本所　　モリモト印刷

ISBN ９７８－４－４３４－３３２８５－２　Ｃ００４７
定価はカバーに表示してあります。